Zebin Gernlach □ „War ich nicht tot genug?“

Hinterlegt bei der Deutschen Bibliothek
in Frankfurt am Main und Leipzig

verbesserte Auflage

Fotos:
Meike Bewersdorf, Zebin Gernlach,
Anne Schlusnus, Anke Laukin

Abbildung:
Stiftung Deutsche Schlaganfall-Hilfe

Herstellung Books on Demand GmbH

ISBN 3-89811-875-4

Zebin Gernlach

„War ich nicht tot genug?“

Ich hab im Koma von anderen Sachen,
als Engeln und Tunnel mit Lichtquellen geträumt

Bericht
von der Zwischenwelt dem

Sterbeleben

Dieses Buch ist mir gewidmet,
denn es ist meine i-Tüpfelchen-Therapie

Zebin Gernlach im Sterbeleben 1995

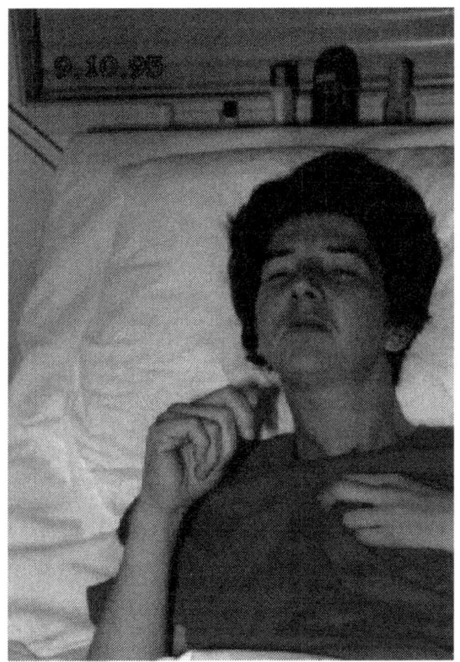

Ein wenig tot ist gut fürs Leben.

———

Die richtige Mischung aus Mut und Angst
ergibt Kraft!

Inhaltsverzeichnis

Alptraumzeit

Alptraum und Realität

Realität

Anhang

Hinweise zum Druck

- ***Traum***   = *kursive, fette Schrift*
- Wirklichkeit   = Standard Schrift

Vorwort
(vom Sohn)

Hatten Sie schon mal einen Alptraum?

Was ist das eigentlich, ein Alptraum ?
-       Angst
-       Verfolgung
-       Wesen, die mir Böses wollen
-       mich vielleicht sogar töten ?
Können Sie sich noch erinnern?
Ich fand es immer besonders schlimm, wenn es nicht irgendwelche Wesen waren, sondern Menschen aus meiner Umgebung. Aber man wacht ja zum Glück irgendwann auf, oder wird sogar von einem lieben Menschen geweckt. Aber was, wenn man mal nicht aus so einem Alptraum aufwacht? Und es weckt einen auch niemand.
Ich kann mich erinnern, dass ich mich schon mal bewußt zum Wachwerden gezwungen habe. Aber nicht mal das funktionierte in diesem Fall.
Meine Mutter war volle zehn Wochen in einem solchen Alptraum gefangen. Sie konnte nicht weglaufen, nicht um Hilfe schreien, die Tür hinter sich verrammeln, sie war nämlich gelähmt. Völlig unfähig auch nur die Augen zu bewegen.
(Fachbezeichnung: Locked-in-Syndrom)
Als ich die ersten Texte laß, die zu diesem Buch geführt haben, sind mir einige Zusammenhänge klar geworden. Ich hatte den Eindruck, einige Szenen aus dem Alptraum sind Realität, die dann wieder in eine Traumwelt übergehen.

So schreibt meine Mutter an einer Stelle, ein Arzt sei an ihr Bett getreten, hätte irgendwas gemacht, sei dann mit einer Krankenschwester hinter einem Vorhang verschwunden und sie hätten dort Sex gehabt. Ich kann nicht ausschließen, das dort so etwas passiert ist. Der Arzt war sicherlich an ihrem Bett, aber ich kann mich nicht erinnern, das in dem Intensivzimmer irgendwo ein Vorhang war.

Die Angehörigen kamen natürlich auf die Intensivstation, um zu sehen wie es ihr geht. Zu sehen war es aber leider nicht, wie es ihr geht! Sie hat sich nämlich nicht gerührt. Die vielen Schläuche und Kabel haben deshalb für ihren Zustand sprechen müssen. Alle, die kamen haben am Fuße ihres Bettes gestanden oder in geringem Abstand und sind in Tränen ausgebrochen. Blumen haben auch manche mitgebracht. - Wie bei einer Beerdigung.

Später hatten Ärzte und Schwestern mit meiner Mutter das Problem, sie daran zu hindern, sich immer wieder den Tubus (Einführungsrohr für das Beatmungsgerät) aus dem Luftröhrenschnitt zu reißen.

Wenn man ihre Sicht kennt versteht man warum: Wenn mir jemand ein dickes Seil in den Hals schiebt, was er dann auch noch mit Schleim (Kot) einschmiert, damit es nicht wieder rausrutscht, würde ich wohl auch versuchen es wieder rauszuziehen.

Als ich etwa eine Woche, nach dem meine Mutter ins Krankenhaus eingeliefert worden war, zu ihr kam, hatten die Ärzte ihr beigebracht, mit Augenaufschlag auf ihre Fragen zu antworten. Einmal öffnen hieß „ja“, zweimal öffnen hieß „nein“. Wirklich gut hat das noch nicht funktioniert, aber nach einer Woche von Monologen, war dieses die erste Möglichkeit zur Kommunikation!

War sie nun wirklich bei Bewußtsein? Bekam Sie alles mit, was um sie herum passierte? War sie vielleicht die ganze Zeit bei Bewußtsein, konnte hören, sehen (wenn die Augen offen waren) und fühlen ? Ja! Im wesentlichen schon! Aber dann hatte sie ja auch Dinge mitbekommen, wie z.B., dass, was ein Arzt in meinem Beisein zu meiner Großmutter sagte : *"Machen Sie sich keine Hoffnungen, dass sich am Zustand Ihrer Tochter noch irgendwas ändert !"*

Außerdem war dies eine Universitätsklinik, also kamen sicherlich auch Studenten und andere Ärzte um die Situation zu bewerten. Ich könnte mir durchaus vorstellen, dass dabei Sätze, wie der folgende gesprochen wurden : *"Sie gibt keinerlei Reaktion von sich, wahrscheinlich können wir Ihr nicht mehr helfen."*

Und dann die erwähnte Beerdigungszeremonie am Bett.

Mein Gott, sie wollte sicher losschreien :

"Hallo! Ich lebe noch! Nicht aufgeben."

Aber niemand reagierte, denn niemand konnte sie hören oder sonst eine Reaktion erkennen. Nicht einmal das Beatmungsgerät fing an zu piepen.

Nun, zumindest eine minimale Kommunikation war möglich geworden. Und dies wurde im Laufe der Wochen auch immer besser. Nach dem zehnwöchigen Alptraum ging es endlich etwas schneller und deutlicher voran. Als sie dann schon mal nicken und den Kopf schütteln konnte, habe ich sie mal gefragt : "Versprichst Du mir etwas ?" Sie nickte. "Versprich mir, dass Du wieder gesund wirst!" Sie zögerte einige Sekunden. Dann nickte sie mit deutlichem überzeugten Eindruck. Jedesmal, als ich sie besuchte habe ich nachgefragt, ob Sie noch wisse, was sie mir versprochen hatte. Und sie nickte.

Meine Schwester Annika und ich fragten uns oft, welche Fragen wir stellen sollten, was ihr so alles auf dem Herzen lag.

Einige Zeit später konnte sie dann auf einer Tafel mit Buchstaben einige Worte "sprechen", indem sie auf die Buchstaben zeigte. Da erfuhren meine Schwester und ich, was nach den vielen Wochen der einseitigen Erzählerei das Wichtigste war, daß sie uns mitteilen wollte: *Ich habe Euch lieb*".

Sohn Christoph
Lübeck, 1.4.1999

Eine e-mail von Hossi

(damaliger Freund meiner vor 16 Jahren verstorbenen Schwester Friederike, den ich kürzlich wiedertraf)

Leben heißt Veränderung.

Nicht nur im Aussehen. Glaube mir, ich bin auch ein wenig vom Leben gezeichnet. Es geht mir gut, aber, wie gesagt, dass Leben geht nicht spurlos an einem vorbei.

Wen kann man also mehr schätzen und lieben, als diejenigen, die das eigene Leben in die Hand nehmen, um das beste daraus zu machen.

Ich habe mir eine eigene Philosophie aufgebaut. D.h., eigentlich bin ich immer noch dabei.

Ich denke, Du spürst eine Kraft in Dir, die Dir zeigt, dass es jegliches Leben wert ist, dafür zu kämpfen. Denn wäre es anders, würde es keine Evolution geben. Nur durch das Zulassen von Veränderungen entstehen neue Ideen, an denen man wachsen kann.

In einem Punkt darf man sich jedoch nicht ändern. In dem ewigen Wunsch, sich selbst kennenzulernen. Andere Menschen und eigene Schicksale helfen Dir dabei.

Denke daran:

Es gibt nichts Böses.

Mit jedem Schicksal erhältst Du die Möglichkeit, Dich selbst kennenzulernen. Du darfst also sehr stolz auf Dich sein.

Dass Du diesen Wunsch in Dir trägst, ist Dir vielleicht nicht immer bewußt. Das ist auch nicht so sehr wichtig.

Ich habe Dich aber so kennengelernt.

Hossi

Antwort:

Deine Worte beschreiben genau das, was ich im Buch ausdrücken möchte, denn Du hast philosophisch dargestellt, was ich praktisch erlebt und aufgezeichnet habe.

Ich kann nur feststellen, Du hast recht, denn ich war fast tot und bin von meiner ärgsten Feindin im Traum gerettet worden. Ich taufte den Abschnitt:

"Liebe Deinen Nächsten, wie Dich Selbst."

Zebin

Orangefarbene Jackenärmel

10.08.1995, 15.00 Uhr. Mallorcawetter. Feierabend. Gute Stimmung. Drei Tage vor meinem 41. Geburtstag.

Das Wochenende begann und ich hatte dienstfrei. Zufrieden und pfeifend fuhr ich mit meinem Fahrrad heimwärts.
Bis zu diesem Tage hatte ich schon so allerlei erlebt.
Behütet wuchs ich, als viertes und jüngstes Kind, im elterlichen Bauernhof auf.
Ich war nicht verwöhnt. Damals war gekauftes Spielzeug noch Luxus, so dass ich lernte, mit der Natur zu spielen. Meine Phantasie wurde ausgeprägt.
Im Alter von 20 wurde ich schwanger und heiratete Karl. Sohn und Tochter wurden geboren.
In dem Geschäftshaushalt wurde ich „Mädchen für Alles":
Müll trennen, verkaufen, erziehen, Steuern errechnen, usw.
Eine konservative Ehefrau sein, gehörte genauso zu meinen Aufgaben, wie Rasen mähen und handwerkern.

Nach 17 Jahren Ehe zog ich vom kleinen Dorf mit meiner Tochter in einen Vorort von Lüneburg.
Mein Sohn lebte 25 Km entfernt bei seinem Vater.
Zwischenzeitlich schulte ich zur Bürokauffrau um.
Später lernte ich eine Fußpflegerin näher kennen. Sie motivierte mich zur Ausbildungen zur Schwestern-helferin und Fußpflegerin mit Zusatz Reflexzonen-masseurin, die ich auch mit Prüfung bestand.
Nach meiner ehelichen Trennung arbeitete ich nebenberuflich als selbständige Fußpflegerin.

In Lüneburg fand ich Arbeit in meinem Hauptberuf, Erzieherin.

Stellenauswahl hatte ich wegen meines Alters (38) nicht.

Da ich finanziell unabhängig werden wollte, nahm ich die Stelle an, obwohl ich dort mit einer sehr herrschsüchtigen Chefin klar kommen mußte.

Sie stellte gern abhängige, wie in meinem Fall, Alleinerziehende ein.

Ansonsten fühlte ich mich überwiegend wohl.

Ich lernte meinen Freund Jan kennen.

Er erlitt vor 30 Jahren einem Autounfall und hatte ein ähnliches Krankheitsbild, wie ich nach der Thrombose, er war auch spastisch halbseitig gelähmt, konnte aber wieder laufen und arbeiten.

Die Ruhe vor dem Sturm folgte, d.h., wir verlebten eine gemeinsame, sehr zufriedene Zeit (ca. 2 Jahre andauernde Partnerschaft), und plötzlich und völlig unerwartet fiel ich durch eine Basilaristhrombose (Basilaris: Hauptblutgefäß für Stamm- Klein und Mittelhirn) ins Sterbeleben.

Ich erlitt dadurch einen Schlaganfall mit halbseitiger Körperlähmung und bedurfte daher einen 11-monatigen Krankenhausaufenthalt..

Während des dortigen Aufenthaltes erhielt ich die amtliche Scheidungsurkunde.

Die Krankheit war unabhängig von der Trennung.

3 ½ Jahre sind seither vergangen.

Zunächst brachte mich der Krankenwagen ins Buxtehuder Allgemeine Krankenhaus. Dort blieb das Bemühen um mich erfolglos, und so gelangte ich noch

am gleichen Tage in ein Universitätskrankenhaus. Nach einer Akutversorgung
(10 Tage im Sterbeleben) brachte man mich in ein freies Bett auf die Intensivstation des Neurologischen Zentrums in Bad Segeberg.
Ich blieb dort 10 Wochen. Anschließend verbrachte ich im Zentrum zehn Monate auf der Pflegestation 2c.

Heute bewohne ich alleinlebend eine 2-Zimmer-Dachgeschoß-Neubauwohnung, direkt in Lüneburgs Fußgängerzone.
Da ich barrierefrei wohne und einen Fahrstuhl zur Verfügung habe, gelange ich schnell mit dem von der Krankenkasse geliehenen Elektrorollstuhl an zentrale Punkte der Stadt.

Die meiste Hilfe erhielt ich von meinen zwei Kindern, so dass ich erheblich selbständiger zurecht komme und kurz vor meinem Ziel stehe:
Ohne viel nachdenken, gehen zu können.

Der schönste Nebeneffekt ist für mich, dass ich nicht mehr rauchen brauche!

Durch viel Anerkennung und Lob durch meine Umwelt, schaffte ich diesen langen, aber erfolgreichen Weg vom Sterbeleben bis zur jetzigen Genesung.
Jede Mühe gab wieder neues Selbstvertrauen.
Wichtig war aber immer das „Filtern"
(siehe Abschnitt „Topf" Seite 162), d.h. ablegen aller (auch Urvertrauen) störenden Hindernisse. Nur aus diesem ursprünglichen, unberührten Raum kann ein Start beginnen.

Lila, eine befreundete Journalistin, half mir bei der Bucharbeit. Nachdem sie erstmals einen Teil meines Manuskriptes gelesen hatte, meinte sie:

" Dass Du noch lachen kannst!"
Ich meine, ich kann gerade nach dem Erlebten erst richtig zufrieden sein und lachen, denn:
Heut bin ich froh, dass ich die Möglichkeit bekam, mich umzudrehen, mich total zu ändern.
Die Bedingungen dazu sind dafür durch die äußeren Gegebenheiten (Sterbeleben und Lähmung) zwar unmöglich, aber psychisch startete ich einen positiven Neubeginn.
Durch diesen tiefen Absturz bis ins Sterbeleben wurde für mich diese Wende möglich.
Labile Affekte erschwerten die Genesung. Sie äußerten sich durch unbeeinflußbares Lachen oder Weinen.
Sterbeleben-Alpträume, 10 Wochen auf der Intensivstation, bedeuteten, dass ich durch Beseitigung von aufgestautem Müll (Sterbeleben-Alpträume) die Möglichkeit zur Änderung bekam.
Damals wußte ich das noch nicht. Ganz im Gegenteil, ich hatte Angst zu sterben. Doch durch die Entfernung des seelischen Mülls wurde mein Gehirn wieder sauber.

Die Odyssee kann beginnen:

Übers Wochenende bin ich mit Jan zu seinen Eltern nach Buxtehude gefahren.
Ich lag mit Jan in seinem Zimmer. Wir schliefen. Ich hörte noch Jans Eltern per Auto von einer silbernen Hochzeitsfeier zurück kommen.

Ich weckte Jan. Daraufhin erzählte ich ihm, dass ich der Meinung war, dass sie aber früh zurück seien. Es war ca. 3.00 Uhr. Wir schliefen ruhig weiter.

Bald danach, Nachts am **13. 08. 1995:**

Von spastischen Krämpfen (verkrampfte Muskeln) geschüttelt, wachte ich auf und weckte Jan.
Ich rüttelte heftig an ihm, denn er wachte nicht gleich auf. Ich sprach mit ihm, und bat ihn, einen Notarztwagen zu rufen.
Damit es schnell ging, und er mich verstand, bzw. er mir glaubte ohne nachzufragen, sagte ich ihm, der Grund hierfür sei ein Gehörsturz.
Ich fühlte starke, schmerzende Krämpfe in den Armen; ich wurde bewußtlos.

Im selben Raum wachte ich wieder auf und sah vier Personen um mich herum.
Es waren links von mir Jan; ein Arzt, der auf einem Stuhl, an meinem Fußende sitzend, die Versicherungskarte verlangte.
Rechts neben meinem Bett sah ich die gebeugten Leiber von Jans Schwester und deren gemeinsamen Mutter. Die beiden stützten sich, die Hände zwischen den Knien geklemmt ab, und erkundigten sich bei mir nach meinem Befinden.
Ich hielt es vor Krämpfen in den Armen kaum aus. Ich hoffte, dass der Notarztwagen schnell kommt.
Bevor ich ohnmächtig war, sah ich noch die orangefarbenen Jackenärmel der inzwischen eingetroffenen Sanitäter.
Mensch, war ich froh!

Von nun an begann für mich ein fremdes Leben oder Sterben (Sterbeleben).
Ich merkte zunächst nichts.

Alptraumzeit

Meine Sterbeleben-Alpträume

vom 13. August 1995
(Basilaris)-Thrombose

bis 13. November 1995
(Beginn der Aufnahme fester Nahrung)

Im Abgrund

Ich kam in eine hellgrüne viereckige Röhre aus Sperrholz, nur der Oberkörper schaute raus.
(„Röhre" = Ganzkörper **CT**
=arbeitet auf Röntgenstrahlenbasis)
(„Röhre" = Ganzkörper **MRT**
=arbeitet durch Magnetismus und ist daher weniger körperbelastender als ein CT)

Ich konnte mich nicht bewegen.
Es war schlimm, dass ich da einfach reingesteckt wurde. Jeder konnte mich einfach holen, auch gegen meinen Willen.
Ich hatte Angst zu sterben, bzw., dass ich umgebracht würde.

Dort gab es eine mir sympathische Schwester, die mich zwar gut versorgte, die aber keine Lobby hatte, (sie mußte dort nach Dienstplan arbeiten) *und sie stand mir daher nur kurz zur Verfügung.*

Ich weiß auch noch von einem alten Mann, der unheilbar krank an Asthma oder Ähnlichem litt. Ich habe ihn immer husten gehört, aber nie gesehen.

Der alte Mann und ich waren in einem Abgrund. Dort war es kalt. Die Nachtschwestern und die diensthabende Ärztin hatten vereinbart, dass ich diese Nacht ruhig sterben könne, das merke sowieso niemand.

Zum Glück kam ein Oberarzt von einer Feier vorbei, und erinnerte daran, dass der alte Mann und ich noch in dem Abgrund seien und frieren.

Die Ärztin bewegte einen Kran, der bis in den Abgrund reichte. Wir wurden dann von der Ärztin hoch gehievt. Die eine Nachtschwester hat uns dann neben einander hingelegt und zugedeckt, aber nur dürftig.
Wir dachten es wäre alles überstanden, aber dann ging es richtig los:

Zunächst hatte die Nachtschwester eine lange Schnur aus Hanf durch meinen Hals gesteckt. Die Hanfschnur war sehr empfindlich und mit Kot verklebt.
An dem verklebten Seil sollte ich ersticken.
Es war so ähnlich, wie bei einem Ertrinkenden.
Ich bekam immer weniger Sauerstoff.

Dann schloß sie auch noch die Türen.
Jetzt merkte ich, dass wir in einem Raum, in einem runden Bett, nebeneinander lagen.
So allein und hilflos fühlte ich mich noch nie.
Ich bekam kaum noch Luft (Verschleimte Bronchien), *das machte mir panische Angst.*
Ich kaute sehr viel und sehr stark auf dem verklebten Seil (Beatmungsschlauch).
Ich glaubte, wenn ich das Seil vom Kot (Schleim) *durch kauen säubern würde, bekäme ich mehr Sauerstoff. Ich glaubte, nur durch Reinigen, durch Kauen konnte ich mich retten.*
Es war verzweifelnd und sehr anstrengend.
Ich hielt durch und kaute auf dem Seil bis ich erlöst wurde.
Es war schrecklich.

Die Nachtschwester öffnete die Türen und befreite mich vom Rest des Kotes, so dass ich wieder besser Luft bekam - und es ging mir besser.

Sie machte die Äußerung, dass ihr jetzt wohler sei nach diesem bösem Scherz und es sei ja nicht so wichtig, dass ich nicht wisse, dass sie nur Scherze mache!

Danach wartete ich auf einen Arzt, der mich operieren sollte.
Ich kannte ihn. Er hatte versucht mich der Hanfschnur zu entledigen, um mir dafür etwas Besseres in den Hals zu stecken, aber es war wohl noch zu früh. Es mißglückte; und ich mußte unter Narkose operiert werden.
Ich wachte glücklich auf. Es war in einem Hochhaus und sehr warm dort.
Ich dachte noch, wenn das immer so schnell ginge, aber das war falsch gedacht von mir. Bei der nächsten Operation - es war gleich am nächsten Tag - wachte ich schwer auf und es kam auch niemand der mir half. Es war längst nicht so gut und so angenehm, wie am Tag zuvor.

(Dies träumte ich während der intra-arteriellen Fibrinolyse-OP: Einführen eines OP-Instrumentes durch die Beinhauptschlagader bis zur Basilaris (Kopfhauptschlagader), in der die Thrombose medikamentös aufgelöst wurde.
Der Eingriff gelang beim 1. Mal nicht und wurde wiederholt.)

Die 2. Operation

Ich warte sehr lange im OP.
Der Arzt, er war wahrscheinlich ein Nordafrikaner, ist mit einer Schwester zusammen hinter einem Vorhang. Ich konnte sie nicht sehen, aber hören; sie hatten Sex miteinander, er war dabei, einen Orgasmus zu bekommen, er wartete aber, bis sie auch einen Orgasmus bekam, weil sie auch glücklich sein sollte.
(vermutlich: legen eines Blasenkatheters durch die Vagina)

Es dauerte sehr lange, bis ich endlich mit der OP dran kam.
Die Hanfschnur sollte verkürzt werden. Eine zweite Ärztin war bei mir und wollte mich über die lange Wartezeit hinweg trösten; sie fand die lange Wartezeit auch nicht in Ordnung.

Ich lag auf einem kleinen, runden, weißen Kissen auf dem Fußboden.
Die OP war nur von kurzer Dauer. Es hatte sich kaum etwas geändert, die Hanfschnur konnte nicht entfernt werden – sie wurde nur etwas gekürzt.

Der Arzt sagte dazu nichts, er tat so, als wäre es für ihn Routine, so eine OP.
Ich hielt die OP für wichtiger, ich dachte, danach wäre die Krankheit vorbei.
Es stimmte aber nicht.

„Angefesselt"

Der gleiche Arzt kam erneut. Er war an der Klinik, um zu lehren.

Es gehörte dazu, dass jeder Arzt den Studenten zeigte, was für Neuigkeiten in der Medizin durch den jeweiligen Arzt entstanden sind. Deshalb wurde ich den Studenten auch vorgestellt (Visite).
Zunächst wurde eine alte, an Krebs erkrankte Frau gezeigt, die über Ferntherapie geheilt werden sollte.
An die Frau erinnert mich immer ein Bett mit Haube, es war aber meistens geschlossen.
Ich kann mich nur wenig an sie erinnern, ich weiß hauptsächlich, dass sie viel Schmerzen an einer Hand hatte. Die Frau war relativ oft zu sehen.

Jetzt war ich dran.

Abends:
Eigentlich sollte ich noch einmal gedreht werden, aber es fühlte sich niemand für mich zuständig. Eine Nachtschwester kam mehrmals vorbei, aber sie übersah meine Hinweise.
Erst, als ein mir fremder Arzt, der sich auf einen Vortrag für die Studenten vorbereitete, mich bemerkte, wurde ich endlich von der Nachtschwester gedreht.

Der Arzt wollte dort übernachten und suchte das Gästebett. Das war aber schon von einem Gast besetzt, der sich um die alte Frau mit Krebs kümmerte.

*Das Zimmer, in dem der Gast schlief, war erreichbar,
wenn man ganz nach oben ging. Es war mir gegenüber
und noch eine Stufe höher, als ich mich befand.
Es war wohl sehr klein und eng darin*
(wie in einem Schlafkontainer).

*Der Gast hatte Husten und der genannte Arzt gab ihm
Hustensaft in den Mund, er konnte jetzt besser
schlafen. Vorher jammerte er immer rum.
Der Gast war klein, er trug einen Schnauzbart. Er
hatte eine rundliche Figur, war aber schlank.
Der Arzt war nun auf der Suche nach einem anderen
Bett links neben mir.*

*Ich lag sehr unbequem auf einem rundem Bett. Es
hatte in der Mitte einen dicken Mast, an dem ich mit
der rechten Hand gefesselt war.
Er fand zwar ein Bett, das war aber wieder von dem
Arzt* (Nordafrikaner) *besetzt. Er war schon wieder beim
sexuellen Verkehr mit einer Frau, die ich aber nicht
kannte und auch nicht sah.*
(vermutlich ein erneuter Versuch einen Blasenkatheter
durch die Vagina zu legen)
*Für mich blieben andere Sachen wichtiger: z. B. wer
mich umdrehen würde oder wann ich vorgeführt
werden würde, oder ob ich überhaupt Beachtung
fände, oder ob ich so liegen bleiben würde?
Ich wußte es nicht, ob ich irgendwelche Aufmerksamkeit auf mich zog.
Ich wartete ab und ließ der Dinge ihren Lauf.
Ich versuchte immerzu das Band zu lösen. Es gelang
mir nicht. Irgendwann gab ich auf, weil mir die Arbeit,
die ich damit hatte, sinnlos erschien.*

Ich kämpfte nicht mehr gegen die derzeitige Situation.

Ich war verzweifelt und wußte keinen Ausweg mehr, mir Aufmerksamkeit zu verschaffen. Ich wartete ab. Ich wurde dann doch gedreht, ich hielt die alte Lage auch kaum noch aus. Mir ging es auch nicht gut.
Jetzt kam ich zur Vorführung. Der Arzt zeigte mich den Studenten, die schon seit 6 Uhr im Hörsaal warteten. Sie saßen an weißen Bistro-Stühlen und -Tischen in der Tiefe im Saal, während der Arzt und ich auf der Bühne, in der Höhe waren, damit alle Zuhörer auch sehen und hören konnten.
Ich blieb auf meinem Platz, der Arzt stand ungefähr 3 m vor mir und fuchtelte mit seinen Händen hin und her, ähnlich wie ein Kung-Fu-Kämpfer.

Da tauchte ein Schatten auf. Ich erkannte in dem Schatten sofort eine Person, die ich genau kannte, es war der Schatten von Luise, sie beobachtete, was passierte.
Der Schatten stand rechts von mir.

Der Arzt versuchte irgend etwas zu verändern und ich starb dabei.
Er machte einen empörten, entsetzten Gesichtsausdruck. Er schlug mehrmals die Hände über den Kopf zusammen. Er blieb stehen und glaubte nicht, dass ihm so etwas, dass ihm ein anvertrauter Patient sterben könne, passieren könne. Er war immer noch entsetzt.
Der Schatten rief per Telefon einen Wagen, der mich abholen sollte. Der Wagen kam erst, nach dem 2. Anruf des Schattens.

Ich war gar nicht tot, denn ich hörte das Martinshorn des Wagens.

Draußen war es dunkel und regnete.

Versuchskaninchen

Ein Arzt wartete geduldig mit seiner Familie (Frau und kleines Kind) *in der Küche, die gleich um die Ecke lag. Dort trank er aus einem Becher langsam Kaffee. Ich wachte wieder auf. Jetzt guckte der 1. Arzt noch entsetzter; „Das kann doch nicht angehen, dass jemand stirbt und dann wieder lebt." Er verstand nicht, was da passierte. Er stand immer noch ganz regungslos vor mir und sagte immerzu: „Das kann doch nicht wahr sein, dass gibt's doch nicht!"*

Letztendlich wurde ich wie Abfall auf die Ladefläche eines alten LKW auf einen Haufen durchsichtiger Schläuche (OP-Raum mit OP-Körperschläuchen), *die sich schon auf dem LKW befanden, geworfen. Ich versuchte den LKW wieder zu verlassen, aber es ging nicht. Ich hatte das Gefühl auf dem Rücken an den Schläuchen zu kleben* (Lähmung)*; ich mußte dort liegen bleiben.*

Der Arzt aus der Küche (meiner Meinung nach ein Scharlatan) *bemerkte, das ich lebte, holte mich bzw. ließ mich holen.*

Er benutzte mich für seine Zwecke. Ich kam mir vor wie ein „Versuchskaninchen".
Als er merkte, dass ich für sein Vorhaben nicht tauge, nahm er deshalb meine Tochter.
Ich dachte, er wollte mich retten, da merkte ich, dass ich wieder auf den Schläuchen lag, bzw. auf sie geschmissen worden war. Er meinte abwertend zu mir: "Ich könne ja mit dem Arzt aus Nordafrika fahren, der könne mit mir ja eine Praxis in seiner Heimat eröffnen."
Auf dem LKW landeten bei mir noch einige alte Arztinstrumente, die der Arzt (Scharlatan) *nicht mehr gebrauchen konnte.*
Er versuchte sein Glück mit meiner Tochter. Er operierte an ihr herum, aber er war nicht zufrieden.
Jetzt war ich wieder für ihn interessant.

Dann kam ich auf eine Liege; sie war dunkel blau, geriffelt, rutschfest und gebogen, meinem Körper angepaßt. Ich fühlte mich wohl so, wie ich jetzt lag. Es war zwar frisch in dem Raum, aber ich fror nicht, mir war ganz wohl so, ich konnte gut liegen. Ich lag nackend auf dem Rücken.
Alles an mir war frisch und ich fühlte mich wohl. Leider bestand dieser Zustand nicht lange.

Zauberei

Der Arzt hatte das Zimmer verwandelt: die Decke und die Wände drehten sich. Die Wandstücke waren ca. 2 Meter breit.

(Wie bei unserem vor ca. 21 Jahren erbauten Fertighaus)

*Der Arzt lag im Bett: Es stand gegenüber von meinem.
Der Arzt schaltete die Lampe, die über dem Bett war
an. Links davon, an der Wand, war ein Fenster* (OP-
Scheinwerfer) *mit einer Gardine* (Milchglas).
*Davor stand links an der Wand eine Naßseite aus
Edelstahl:
Dazu gehörte ein Waschbecken, eine Abstellfläche und
eine Badewanne.
Ich hatte solch eine Wanne noch nie gesehen. Ich weiß
nur, dass sie praktisch war. Sie ragte von der Wand
hervor.
Mich ärgerte, dass jeder Patient darin gebadet wurde,
bloß ich nicht.
Ich blieb auf der Liege.*

*Es war das linke Bein meiner Ex-Chefin, welches
plötzlich neben mir* (hinter meinem Kopf) *auf der Liege
lag. Ich erkannte sie an der Stimme.
Sonst sah ich Kathrin und Stephan; sie waren
Kollegen meiner vorletzten Arbeitsstelle*
(1. Vorsitzende und Schriftführer der Mitarbeitervertre-
tung).
*Sie gingen dicht an mir vorbei und sagten:
„Wir lassen dich nicht im Stich!"*
(Ich war mal 2. Vorsitzende der MAV.)
*Der Kontakt mit der Ex-Chefin war uns allen
unangenehm.*

*Die Drei hatten Schwestern, es waren Schwestern aus
dem Altenheim, mitgebracht.
Ich wurde nochmals gewaschen, die anderen bzw.
neuen Schwestern kannten die Kniffe nicht, mich*

*schnell und schonungsvoll zu wenden bzw. mich auf
der Liege zu handhaben, der Körper tat mir mehr weh,
als das mir geholfen wurde.*

*Ich lag jetzt unbequem auf der Liege und wollte gern
in die alte Lage zurück, aber es ging nicht, ich mußte
so liegen bleiben, weil ich mich nicht mitteilen konnte.
Schade, habe ich gedacht, aber das half auch nicht.*

„Kaußeln"

*Die einzelnen Patienten wurden an den Füßen fest
aufgehängt. Ich nannte es „ kaußeln "*
kaußeln = lagern (fachgerechtes Betten eines gelähmten
Patienten).

Jeden Tag wechselte die Person, die uns betreute.

*Der Raum war leicht dunkel und rund. Jeder Patient
wurde einzeln am linken Bein, den Kopf nach unten*
(wie Schweinehälften im Schlachthof) *aufgehängt. Das
war sehr schmerzhaft.*
*Links von mir waren zwei Betten. Ein Mann lag
blutend in dem einem Bett; er hatte wohl einen Unfall.
In dem anderen Bett lag die alte Frau mit Hautkrebs
an der Hand.
Durch Bahnen an der Decke war es einfach, uns dort
hin zu bewegen, wo jeder gerade hin sollte; mal nur an
den nächsten Hängeplatz, mal zur Untersuchung.*

Wenn die Vorstellung beim Arzt anstand, wurden wir hintereinander gehängt. Wir warteten, bis wir an die Reihe kamen.

Evita

Zähne putzen tat mir sehr weh. Ich bekam den Mund nicht weit genug auf, die Zähne waren zusammen gebunden.
Oben und unten einzeln, das Gebiß war ganz eng zusammen. (wie nach meiner kürzlichen Paradonthose-OP) *Die Schwestern und Pfleger konnten keine Zahnbürste in meinen Mund bekommen.*
Mir graute vor dem Zähneputzen, aber die Schwestern und Pfleger hatten ihren Spaß daran.
Sie putzen die Zähne für die Reise nach Peru.

Ich sah mehrere Holzfiguren, in denen ich die Personen entdeckte, die nach Peru durften.
Einige waren von mir ausgewählt.
Unter ihnen war auch der alte Mann, der immer husten mußte.
Ich freute mich, dass er dabei war, denn mit einer Maschine in Peru war es möglich, dass man ein Gerät auf den betroffenen, kranken Körper hielt, und schon war dieser geheilt.
Ich sollte auch mit.

Die Ehefrau der Familie hieß Evita Peron (Luise) *und hatte drei Söhne und eine Tochter, die ich nun sein sollte. Hauptsache erneuert, so wie Evita sie wollte. Sie brauchte einen Menschen mit dem sie angeben konnte.*

Die Söhne sollten die neue Tochter als Vorbild nehmen.
Hauptsächlich sollten die Jungen lernen, wie man ein Volk regiert.

Evita war mit den Jungen, so wie sie waren, nicht zufrieden. Die Jungen hatten etwas von ihr zerstört und das konnte sie den Jungen niemals verzeihen.
Da war ein Milan (Luises gestorbenes Kind), *der auf einem Kinderrad aus Holz saß und zwar auf der Mittelstange.*

Ein vierter junger Milan (ich) *saß auch unversehrt auf der Fahrrad-Mittelstange* (Stange = mein linker, gelähmter, sehr schmerzhafter Unterarm), *außen rechts und schaute zu, wie Frau Peron mit dem weinenden Jungen schimpfte, weil sie nicht auf den Milan gegenüber geachtet hatten, sondern ihn zerfleischten.*

Nun war es Evitas Traum, diese und noch mehr Milane (mehr Kinder) *zu erhalten* (zu gebären).
Sie waren ein Geschenk vom ihrem Mann. Sonst hatte er ihr nichts geschenkt.

Einsam unter Vielen

Es war schon in der Mittagszeit, und ich überlegte, ob es besser wäre, noch vor der Mittagspause zur Untersuchung dran zu kommen. Ich hielt die Lage nicht mehr aus und freute mich, jetzt bald an die Reihe zu kommen, denn dann wurde ich neu gelagert.

Da verschwanden die Ärzte zum Mittagessen, und somit würde man mich erst nach der Mittagspause ansehen und bewegen.
Ich hoffte, dass jemand käme, am liebsten wäre mir mein Freund Jan gewesen. Er besuchte mich sogar an diesem Tag.
Zur gleichen Zeit wurde ich von den Ärzten behandelt.
Es wurden nur wenige Worte gesprochen.
Es überschnitten sich ärztliche Behandlung und der Besuch von meinem Freund Jan.
Ich freute mich nicht darüber. Nun hatte ich schon so lange ausgehalten, ohne etwas zu beanstanden und nun war die Überschneidung da. Ich war enttäuscht.

Die Untersuchung fand in dem gleichen Raum statt, in dem wir Patienten sonst auch lagen, nur an einem anderen Platz im Zimmer.

Es war eine Luke, durch die das Licht fiel. Die Luke konnte ich sehen, sie war klein und über mir (in die Augen leuchten).
Ich lag unbequem. Ein Bein war übergeschlagen, ähnlich wie bei einen Damenreitsattel.

Ich hatte große Schmerzen. (Das linke Knie konnte nur angewinkelt und gepolstert am Bettgitter gelagert werden, sonst war der Schmerz unerträglich)

Ich bekam öfter Besuch, den ich sogar spürte. Mal war ich in dem Hörsaal, mal war ich im Schlafraum.

Das Bett wurde so bewegt, dass ich sitzen konnte, das war sehr angenehm. Ich hatte Platz, wie auf einer Bank; ich hoffte es am nächsten Tag, wenn Besuch kam, wieder so gut zu haben. Ich freute mich schon auf die Besuchszeit, aber das Sitzen war nicht gut; irgendwie konnte ich die Sitzposition vom Vortage nicht erreichen.

Die Besuchszeit war immer nur kurz und am Abend, wenn es nicht mehr so heiß war.

Das Duell

Es wehte ein warmer Wind über meinen unbedeckten Kopf.

Ich träumte von einem alten Mann, der so wie ich, geschoben wurde (innerörtlicher Transport).

Ich wollte unbedingt das sein, was er schon war.

Er war die Nr. 1 und ich die Nr. 2. Ich glaubte, es ginge dann einfacher, jeder würde mich ungefragt beachten.

Wir trafen uns, um uns zu messen. Es hatte den Charakter eines Duells.

Es war warm, wir wollten uns ans Meer schieben lassen. Jedenfalls gab es dort Wasser, ich glaubte, es wäre wie am Meer.

Ich stellte mir vor, wie wir zwei ans Wasser geschoben wurden.

Es war ein langer Weg dahin.

Zuerst fuhren wir auf einem langen Sandweg entlang, dann war viel Platz, es war ein Berg über den wir geschoben wurden , überall war Leere.

Es war an allen Seiten nichts zu sehen. Es gab nur die, die uns schoben und uns zwei. Es war warm und die Luft war schimmrig und hell. Ich fühlte mich wohl.

Mein Wunsch schien in Erfüllung zu gehen und zwar, dass ich nicht sterben brauchte und soviel Kola bekam, wie ich wollte.

So einfach war es doch nicht: Ich lag auf dem Gefährt; dort war ein Dach. Wände gab es aber nicht. Ich lag an der äußersten Ecke, ganz rechts und wurde bearbeitet. Ich weiß nicht, was man mit mir machte. Ich fühlte mich nicht mehr wohl.

Ich wand mich hin und her, aber es blieb so. Meine Anstrengung war wieder umsonst, ich hatte nichts geändert.

Ob ich das Duell gewann, blieb offen, denn der Traum war beendet.

Jeder möchte gerne mal der Erste sein, nur gelingt es nicht immer.

Liebe Deinen Nächsten,
wie Dich selbst!

Ich träumte nochmals, dass ich an der rechten Hand festgebunden sei, ich hatte die gleiche Arbeit noch einmal und ich versuchte die Binde zu lösen, ohne Erfolg.
Der Raum war dunkel und lag rechts oberhalb des anderen Raumes, in dem wir sonst waren. Ich lag dort alleine. Es kam selten jemand in den Raum.
(vermutlich besonders beobachteter Raum oder Sterbezimmer).
Das Gute war, ich lag in der schmerzfreien Rückenlage.

Es war mein schlimmster Alptraum.

Ich glaubte nicht mehr daran, aus dieser „Zwickmühle" herauszukommen. Ich wühlte ganz viel, hatte Panik. Ich merkte, dass ich hoffnungslos wurde, dass ich verzweifelt aufgab, keinen Ausweg mehr sah, keine Möglichkeit, mich zu retten, vor dem Tod, obwohl ich immer zu mir sagte:
„Mit 41 schon sterben".

Ich spürte die Wärme meines Körpers im sonst dunklen, beängstigenden Raum.

Ich konnte gar nicht sterben, denn ich machte mir keine Zukunftsgedanken, schon gar nicht als Tote.
Der Instinkt, leben zu wollen war stärker, als zu sterben und ich ließ deshalb Hilfe zu.

Plötzlich war sie da.

Ich meine, mit der Annahme der Hilfe zum „Leben", übernahm ich von diesem Moment an auch Verantwortung!

Ich nahm sie dankend an, auch wenn sie von jemandem kam, die ich abstoßend empfand.
Es war die Hilfe von SS-Elli, meiner Ex-Chefin.
Sie war sogar jemand, die ich bekämpfte, aber sie wollte mich vor dem Sterben retten.
Sie löste das Band, half mir mich zu drehen, holte jemanden, der mich daraus holte.

Puh !!!
Ich fühlte mich jetzt besser.
Aus psychologischer Sicht müßte ich mich bei SS-Elli bedanken, denn sie hat mich so down gemacht, dass dies zum Mitauslöser zur Thrombose und damit auch zur „Müllbeseitigung" führte.
Es dauerte 2 Tage, bis es endlich los ging.
Es war wie in einem Karussell. Lustig war es nicht, es dauerte sehr lange, bis für mich alles richtig war.
Wir waren hintereinander im Kreis zur Abreise in die Gefährte gelegt worden. Alles war schräg, so wie wir lagen. Nur das am tiefsten befindliche Gefährt konnte betreut werden. Es ging immer ein bißchen weiter, wie bei einem Karussell. Es war halbdunkel in dem Raum. Es war der gleiche Raum, in dem wir sonst schliefen (Intensivzimmer).
Es fehlte jemand im Kreis, sonst wären wir schon unterwegs gewesen. So mußten wir bis zum nächsten Tag warten, wir blieben in dem Kreis liegen. Am nächsten Tag wurden wir verteilt.

Mit 'nem VW-Bus

Von der Uniklinik zum Neurologischen Zentrum in Bad Segeberg.

Jetzt erlebte ich *Traum* und erstmals Wirklichkeit:

Ich wurde liegend in einem Auto transportiert (Krankentransport); es muß ein alter VW Bus gewesen sein.
Ich hörte wie eine Begleitperson zu dem Fahrer sagte, er solle doch mal rechts anhalten, dann würde sie, (ich hörte eine Frauenstimme) ihm (dem Fahrer) erklären, wo er lang fahren müsse, um in das richtige Haus zu kommen.

Ich spürte,
1. mein stark schmerzendes gelähmte linke Knie.
    Es lag ohne Polsterung angewinkelt und hohl, (ohne eine Knierolle) in ein weißes Tuch eingewickelt auf der Liege

2. wie das Auto an die Seite fuhr
    (Ich hatte das Gefühl, es wäre eine Teerstraße)

Das Auto fuhr etwas tiefer, um anzuhalten. Ich hörte einen Motor und die Frauenstimme.

Wir waren angekommen.

Das Neurologische Zentrum im Traum

Es sah im Traum ganz anders aus, als ein Krankenhaus. Es waren große, schwarze Schwäne mit mehreren Hälsen, sie waren schiffbar. In den letzten Schwan kamen wir.
In jedem der vier Hälse war eine Station untergebracht, so dass man von außen gar nicht erkennen konnte, dass es sich um ein Gebäude handelte. Sie waren das Wahrzeichen der Stadt.
Ich dachte immer, dass ich dicht am Strand sei und die Schwäne seien im Hafen der Stadt.

Zunächst gelangten wir über einen engen Grabenübergang (Gebäudeeingang) *direkt vor dem Schwan (er war so groß, wie das Gebäude).*
Die Überführung war, wie alles andere auch, schwarz geteert.
Im Gebäude sah ich die Spiegel in der Halle, die sich an der Decke befanden.
An der Rezeption wurde gefragt, wo ich hinkäme.
Nachdem die Begleitperson diese Auskunft hatte, wurde ich in den Fahrstuhl gebracht.
Neulich hat mich Meike (Kg-Therapeutin) während der Kg, als ich ihr von den Spiegeln der Halle erzählte, gefragt, welche Gedanken ich dabei hatte.
Ich hatte keine Gedanken, ich habe das einfach registriert.

Zu diesem Zeitpunkt lebte ich überwiegend in der Sterbeleben-Zeit. Die Wirklichkeit wurde aber immer stärker.

Ich rufe um Hilfe.
Schwester Vivien kommt, sie ist die Zwillingsschwester von Anja 2.

Das hat jemand erzählt; ich habe weiter gehört, dass jemand fragte, warum die beiden denn auf einer Station arbeiteten. Die Antwort war, dass es ihnen Spaß machte auf der Station zu arbeiten.

Ich lag auf der Seite, die Beine hingen über die Kante. Es tat mir sehr weh, und ich sagte Vivien Bescheid. Es kamen 2 Schwestern, Vivien war eine von ihnen. Ich sollte so liegen bleiben (auf der Seite gelagert), dass sei gut für meine Beine, sagten sie zu mir. Ich hatte weiterhin Schmerzen, ich sagte erneut Bescheid, denn ich hoffte auf Schmerzlinderung.

.Ich kam in einem Raum, er war weiß und hell, rechts ein großes Fenster. Ich lag auf runden Holzlatten (hydraulisches Intensivbett mit seitlichen, herunterlaßbaren Metallgitterstäben).
Es sollte sich zum Duschen drehen, dachte ich.

Ich wurde von Dr. Steffen angesprochen. Er ließ mich alleine. Ich wartetet immer, dass er zurück kam.

Gelächter junger Menschen (Schwestern und Pfleger im Vorraum), *es ging Ihnen gut und ich merkte, dass sie sich freuten, dass sie angesprochen wurden. Sie wurden von dem ihnen vertrauten Arzt Dr. Steffen angesprochen.*
Sie waren alle da, die zur Gruppe gehörten (Schicht). *Sie waren geistig behindert. Es waren ungefähr fünf oder sechs Kinder. Sie telefonierten.*

Der Arzt kam nicht wieder zu mir, dafür besuchte mich Lore. Sie trug in einer Hand einen Fragebogen, den sie per Kuli ausfüllen wollte. Sie fragte mich, ob ich geduzt oder gesiezt werden wolle. Meine Antwort war, "Sie sollen Zebin zu mir sagen." Lore fragte noch, wohin ich gerne verreise.
Sie trug wohl Frankreich oder Paris ein. Ich war da zuletzt.
Den Rest hat sie wohl alleine ausgefüllt. Ich kann mich an keine weitere Frage erinnern.

Ich lag auf den Holzlatten und wartete, dass ich geduscht werde. Ich hatte Angst, ich fühlte mich verlassen und fürchtete, vergessen zu werden.

Es kam eine Schwester, die mit mir sprach und nicht zufrieden war, weil sie so schlecht funktionierten, die dunkelgrünen, viereckigen Meßlatten (aufrecht stehende Steckdosenleisten).
Sie bemühte sich, diese richtig einzustellen.
Es war ein neuer Raum. Ich sah um mich helle Fliesen. Das Holzgitter war rund und drehbar, es befand sich auf dem Boden im Raum. Die Meßlatten und ein weißes Gitter waren in den Boden eingelassen.

„Kratzig"

In dem Raum befanden sich mehrere Personen und versuchen, mich zu trösten. Zunächst war da meine Mutter, mein Bruder, meine Schwester, ihr Mann und Pfleger Uwe.

Ich wollte nach Hause. Meine Mutter, die dicht neben mir saß sagte, dass ich nicht nach Hause könne. Mein Kopf lag auf ihrem Schoß. Ich hielt mich an ihr fest, ich mochte ihre Sachen nicht, sie waren alt und kratzig.
Mein Bruder versuchte öfter mich, bzw. meinen Oberkörper hochzuziehen, er griff dabei an meine Hand und zog mich hoch. Es funktionierte schlecht.

Später wollte mir Uwe ein Tonband vorspielen, damit ich merkte, dass keiner mich wirklich mit nach Hause nehmen wollte. "Derjenige, der es wirklich wollte, brauchte nur einen Brustgurt, er war aus Leder, durchzuschneiden und mich rauben," sagte er. Doch es hat niemand den Gurt durchgeschnitten.
Dabei fühlte ich, dass meine Familie mich lieber los wäre, als sich um mich zu kümmern.
Ich glaubte auch, dass es der Familie lieber wär, ich wäre tot. (Ich sollte überflüssig werden); man brauchte mich nur gesund und nicht etwa krank und dazu noch als Pflegefall.

Ich wünschte mir, dass Uwe mich in seine Wohnung holen würde, aber er tat es nicht.

Schwester Anja

Ich schielte des Öfteren durch die Tür. Der Schicht-
wechsel war aber noch unvollzogen.
Endlich (nach 8 langen Tagen) hatte sie wieder Dienst.
Sie war derzeit meine Lieblingsschwester.
Anja schaute gleich bei mir vorbei und tröste mich, weil
ich vor Aufregung in Entspannungsheulen geraten war.
Ich hatte das Gefühl, dass sie mir viel Sympathie
entgegenbrachte, denn sie behandelte und umsorgte mich
besonders liebevoll.

Anja wusch mir die Haare im Bett. Das Wasser
plätscherte über mein Haar in die Schüssel und durch
einen Schlauch in den Eimer.
Mir war wohl dabei, bloß die Schüssel drückte im
Nacken..

Beim Umsetzen bekam ich ihre dünnen, spitzen Knie zu
spüren.

Es war Zeit Aufzustehen. Weil dies nur mit Hilfe
funktionierte, sprang meist eine Krankengymnastin auf
mein Bett und hielt mich am Hosenbund fest. Ich saß
inzwischen schon auf der Bettkante. Meine Füße standen
auf einer Drehscheibe. Anja fixierte meine Knie
zwischen ihren Knien.
Der Urinbeutel mußte noch vom Bett mit in den
Rollstuhl gelangen. Anja ergriff meine Hände.
Jetzt war alles Wichtige vorbereitet.
Auf Kommando wurde ich unter Schmerzzuständen in
den Rollstuhl gehievt.

Ich dachte, es geht an den von mir vielgeliebten warmen Strand, aber es war nur der Vorraum.

Ein Richter vom Amtsgericht besuchte mich. Anja hatte mich im Bett hingesetzt. Sie unterstützte mich beim Halten der Buchstabentafel, denn ich konnte nur per zeigen der Buchstaben antworten. Da meine Zeigeworte teilweise unverständlich waren, holte Anja meine Akte, um einige Daten zu vervollständigen

Ich hatte keinerlei Einfluß, denn ich war total abhängig. Ein zuständiger Richter meines Wohnkreises sprach eine „Betreuung" über mich aus.

Nach dem neuen Gesetzt hieß es Betreuung. Ich fühlte mich aber entmündigt. Von Rechts wegen hatte ich kaum Einfluß, bloß weil ich zu nichts im Stande war. Ich wurde betreut, entehrt.

Mir wurde ganz übel bei dem Gedanken, dass Luise die These der Unmündigkeit nicht milderte.

Medikamente wurden nach Ermessen des Arztes verdünnt und durch die Magensonde zugeführt.
Ich fand diesen Zustand zwar unbefriedigend, war aber froh, dass ich ungefragt so toll versorgt wurde.
Was ich weniger toll fand, war, dass ich nur wegen einer von mir ungeliebten Schwester zur Beruhigung mit 20 Tropfen Atosil (Beruhigungsmittel) „versorgt" wurde.
Am schlimmsten war, dass ich ohne das Medikament schlecht schlafen konnte, und so verlangte ich erneut von diesem „Teufelszeug." Zum Glück blieb die Gabe aus.

Dieses Medikament wirkte noch am nächsten Morgen bei der Sprachheiltherapie, ich war müde und unkonzentriert.

Es mußte auch schon mal ein Luftröhrenschnitt für die künstliche Beatmung gemacht werden. Als ich aus dem Sterbeleben erwacht war, war das Loch bereits verheilt, so dass ich diesen Zustand im Traum durchlebte.

Wo ich mich befand, hab ich erst ca. ¾ Jahr später geglaubt. Es war für mich unvorstellbar,
   „dass es mich auch mal treffen würde."
Alle anderen Patienten, mit denen ich sprach und ich konnten uns bis dahin nicht vorstellen, mal hier zu landen, teilweise unheilbar oder im Rollstuhl.
Bis jetzt hatten wir geglaubt, je sicherer dieses Möglichkeit von uns fern gehalten würde, je geringer ist die Chance, dass **uns** eine Krankheit begegnete.

Es hatte mich wohl schwer getroffen. Jedenfalls lag ich bewußtlos, träumend unter starken Schmerzen am ganzen Körper leidend, voll verpflegt im Intensivbett

Ich lebte hauptsächlich in der Zwischenwelt.

Ernährt wurde ich künstlich durch eine Magensonde per Tropf (PEG = perkutane endoskopische Gastrotomie). Die Blasenentleerung erfolgte durch einen Bauch-katheter

(SPK = suprabubischer Blasenkatheter)

Brief an die
Mitarbeiter der Intensivstation 3f

„Eure Arbeit hat sich gelohnt, ich bin gern der Beweis dafür!
Nach so langer, hoffnungsloser Zeit, ist endlich Zufriedenheit bei mir eingekehrt.

Ich habe jetzt zwar drei zugewachsene Lochstellen mehr im Körper, aber die halfen mit zum Überleben, und das war mir das Wichtigste.

Gern komm ich mal wieder zu einem Besuch vorbei.

Zur Zeit sehe ich noch unscharfe Doppelbilder und die linke Hand bis Schulter ist noch lahm, aber was ist das schon im Gegensatz zu dem, was ich in der Sterbeleben-Zeit erlebt habe.

Ich wünsche Euch für die Zukunft genügend Kraft und Geduld für diese schwere Aufgabe in der Intensivstation.

Mit herzlichen Grüßen und vielen Dank, Zebin"

Schwebezustand

Ich befand mich in einem großem Raum. Es waren viele Leute da. Ich kam auf einen beweglichen Sitz. Er war breit und nur ich befand mich darauf.
Es war ein ähnlich breiter Sitz, wie beim Raupenkarussel. Eine Haltestange war auch davor, nur das alles weiß war.
(vermutlich Patienten-Hebelift)

Die Fahrt ging los. Erst fand ich es ganz lustig darauf, aber die Fahrt endete gar nicht und ging immer höher hinaus. Ich bekam Angst.
Ich wollte hinunter und aus dem Gefährt hinaus.
Es wollte nicht enden. Meine Angst wurde größer, so groß, dass ich nicht mehr überlegte, sondern nur darauf hoffte, dass die Fahrt zu Ende ginge.
Es war so ähnlich, wie in einem Hubwagen, in dessen schnell drehender Gondel ich saß.

Endlich hörte die Fahrt auf.
Ich war sehr erleichtert. Der Sitz landete auf der Erde.
Ich sollte alleine aussteigen, ich bekam die Griffstange nicht hoch und geriet in Panik. Jetzt war das Gerät endlich auf der Erde und nun ging die Stange nicht weg. Ich mußte dort bleiben, obwohl ich immer noch Angst hatte, denn ich fürchtete eine erneute Fahrt im haltlosen Zustand.
Die Angst ging nicht weg.
Da ich dieses Gerät nicht alleine verlassen konnte, kam endlich Hilfe und ich wurde aus dem Gerät geholt. Ich mußte sehr lange warten, bis ich Hilfe bekam.

Der Gordische Knoten
(Mischung von *Traum* und Wirklichkeit)

Ich spürte, wie Björn, ein Früh-Reha Krankengymnast, an meinem Kopf massierte. Ich fühlte mich wohl dabei.
Es passierte, was ich dachte:
Es war endlich soweit !
Er und ich spürten Erleichterung; dass er das geschafft hatte, was ihm bis dahin nie gelang.
Ich strengte mich immer sehr an, denn ich spürte, dass wir nur zusammen zum Erfolg gelangen würden. Ich war oft enttäuscht, denn ich mußte immer ungewollt lachen und störte damit die Massage (die gelöste Entkrampfung wurde durch Lachen wieder zu Nichte gemacht).
Ich war wütend, denn ich fühlte mich besonders verantwortlich für den Erfolg.

Ich löste mich endlich, es war keine Störung da, die ihn abhielt beim Massieren; ich machte keine Anstalten, die Massage zu stören.

Es war das Ziel, dass ich meinen Kopf nicht nur rechts lagerte, sondern auch den Kopf nach links drehen konnte.

Der Knoten war gelöst.

Ich lachte das erste Mal, war zufrieden, spürte, dass jetzt eine andere Zeit begann. Es war für alle ein Aufatmen.

Der Kopf hing über das Bett, so wie immer zur Massage. Ich war dabei nach oben gezogen.

Björn hatte an diesem Tag gewartet, um bei einer vorherigen Massage nicht zu stören, so wie er nicht beim Massieren gestört werden wollte.

Da war Anke. (über den Traum werde ich noch extra berichten)

Björn stand weit weg von dem Geschehen.
Zwischendurch setzte er sich auf die Stufen, auf denen er sonst stand.
Ich glaube, er war nicht alleine beim Warten.

Jetzt war es endlich soweit. Er kam erneut und massierte an meinem Kopf.
Der Kopf bewegte sich immer weiter nach links.

Björn erzählte mir, dass von meinen Berichten während seiner Massagen, ein Bild genäht wird. In der Näherei wird es nach meinen Vorgaben angefertigt.
Ich war sehr gespannt es zu sehen.
Meine Ungeduld wurde einige Tage später befriedigt.
Es war wie im dem Traum: Milane auf dem Kinderfahrrad (Alptraum Evita)

Alles war auf ein Kissen gestickt, so wie ich es geträumt hatte. Ich durfte das Kissen behalten.

Mm, trüber Apfelsaft
(Im Dämmerzustand)

Ich hatte versucht, aus einem dünnen, durchsichtigen Schlauch etwas zu trinken. Es war trüber Apfelsaft. Ich hatte richtig Durst. (Es war ein Genuß nach so langer Zeit am Tropf.)
Ich versuchte immerzu von dem Saft zu trinken, er gelangte nur tropfenweise aus dem Schlauch (Tropf).
Manchmal erwischte ich den Schlauch und hatte Glück, wenn ich was abbekam, sonst lieft der Saft herunter und machte mein Hemd naß.
Ich wurde ratlos, wenn etwas daneben ging.
Es war wie ein Spiel. Man ließ mir Zeit mit dem Schlauch.
Jedesmal, wenn ich ihn erwischt hatte, freute ich mich, denn jetzt gab es wieder etwas zu trinken.

Es standen jetzt mehrere Leute um mich herum, die versuchten herauszubekommen, was ich eigentlich sagen wollte.
Ich wollte damit sagen: "Wie komme ich auf dem kürzesten Weg nach Hause?"

Ich solle über Moskau nach Hause fahren, ich bräuchte dann auch nicht mehr zu kaußeln (dies war auch meine Bedingung, wenn ich diesen Weg wählen sollte).
„Ich muß dann zwar an Betrügern vorbei und muß da noch einmal kaußeln, aber nur wegen der Betrüger, danach brauche ich nie wieder kaußeln", antworteten sie.

Als ich das hörte, wäre ich am liebsten gleich nach Hause gefahren.
Das ging nicht, weil ich Fieber bekommen hatte.

Ich fühlte, dass alles schräg war. Mein Bett, mein Körper, das ganze Zimmer.

Mein Vertrauen war schwer zu gewinnen, und ich ließ körperliche Nähe ungern zu, darum hatten Fremde es schwer, an mich heranzukommen, um mir zu helfen.

Nach Björns Massage war es eine Schwester, die mich umzog. Sie trug ein großes Schild, es war ein breites Klebeband an der oberen, linken, blauen Intensivkleidung.
Ich konnte darauf den Namen **GUNDRUN** in großen Buchstaben und mit Kuli geschrieben lesen.

Der Puppenwagen

Frau Grund lag auch in dem 2-Bett-Zimmer. Wir kannten uns schon lange.
Sie wurde immer vor mir mit einer neuen Windel versorgt. Ich wollte ungern warten, bis man sich endlich um mich kümmerte. Ich konnte die Zeit nicht abwarten, bis ich endlich dran war, ich war ungeduldig. Aus meiner Sicht dauerte es sehr lange, bis Frau Grund endlich fertig war.

Sie hatte immer Besuch von ihrem Mann, der den Raum nur verließ, um zum Essen oder um auf die Toilette zu gehen.

Ich glaubte immer, dass Herr Grund eine Freundin hatte, und er sich noch einmal aufraffte, um Frau Grunds Tod zu erleben. Nur aus diesem Grunde besuchte er seine Frau. Ich habe sogar erlebt, wie er den Totengräber mit 50 DM bestach, damit er eine schöne Frau zu der Beerdigung hatte.
Sie blieb in ihrem Wagen, er sah wie ein Puppenwagen (Dauerrollstuhl) aus. Er hatte eine helle Farbe und man brauchte nur den Stoff umdrehen und schon war alles schwarz, fertig zur Beerdigung.

Sie spürte ihren Tod. Sie wollte aber nicht sterben, ohne von allen Verwandten noch einmal Besuch gehabt zu haben.

Somit kamen ihre Schwester, ihr Neffe und noch ein Mann. Er hatte schon eine Halbglatze und er trug enge Kleidung.
Ihre Schwester kam nicht gerne ins Krankenhaus. Es war für sie und den Herrn nur ein Pflichtbesuch.
Die Schwester trug eine braune Seidenbluse, und sie legte einen hellen Mantel ab.
Es fiel den Verwanden nicht viel ein, was sie Frau Grund erzählen konnten. Sie standen an ihrem kleinen Wagen und machten „Gute Miene zum bösen Spiel".
Sie gingen bald wieder.

Der erste Kontakt mit Anke

Anke (Hauptkrankengymnastin) *betrat den Raum.*
Sie entdeckt eine Frau, die von Pfleger Uwe versorgt worden war.
Die Patientin ist die Ehefrau meines Stationsarztes. Ihr Mann wollte sie mit nach Hause nehmen.
Sie hatte es auch erwischt, sie hatte auch die Krankheit bekommen, die hier wohl viele haben.

Anke kannte sich wohl damit aus, ihr war die Krankheit scheinbar nicht fremd.
Es gefiel Anke nicht, wie Frau Steffen transportfertig eingepackt war. Sie holte sie wieder aus der Verpackung heraus und tröstete sie, "Das geht schneller vorbei, als sie denken, nach ca. 1 Woche haben sie alles überstanden, das geht genau so schnell, wie ihr Mann Urlaub hat."
Ich schloß daraus, dass Dr. Steffen eine Woche Urlaub hatte. Er zeigte Eile, um Feierabend machen zu können.
Ich hatte den Eindruck, dass Herr Steffen keine Probleme mit der Krankheit seiner Frau hat. Sie war auch dort im Krankenhaus tätig. Sie war Oberschwester auf einer anderen Station.

Anke bemerkte mich und sagte, „Ach, Frau Gernlach, die ist bestimmt im Urlaub hier, der hat es hier so gut gefallen".
Mir gefiel es hier, jedoch wäre ich lieber gesund hierher gekommen.
Ich war schon länger da, bloß Anke wußte das noch nicht.

Ich blieb auch noch länger auf der Intensivstation;
es wurden zehn Wochen, wie man mir später erzählte.

Frau Steffen sagte, dass sie keine Lust mehr auf die Krankheit hätte, daher kam sie gehend zu den anderen Leuten.

Es war Winter draußen, Tauwetter und es lag Restschnee.

Alptraum <u>und</u> Realität

Angst

Aus ärztlicher Sicht ist Angst ein Symptom, aus psychologischer Sicht ist Angst ein Lernprozeß. Der Mensch lernt sich zu ängstigen. Er lernt, mit der Angst umzugehen.

Bereits im Märchen wird dieser Umgang beschrieben. Von den Gebrüdern Grimm gibt es das Märchen "Von Einem, der auszog, das Fürchten zu lernen". Nur durch die Konfrontation mit der Angst, kann man sie erlernen.
Angst hält die Umwandlung zurück, weil die Person durch Ungewißheit vor der unbekannten Zukunft, von der Änderung abgehalten werden, denn die Änderung könnte ja eine Verschlechterung sein.
Mit fachmännischer Hilfe und auf eigenen Wunsch sollte dieser Schritt vollzogen werden. (Persönlich hab ich ihn im Begleitenden Alptraum: Test vollzogen).
Bei mir hat die Umwandlung durch die Basilaristhrombose (organischer Auslöser) stattgefunden.
Damit wurden gezwungenermaßen weitere Angststörung erkannt und mit Hilfe (u.a. von Psychologen) beseitigt. (der Geist wurde bereinigt)

Unnatürliche Angst hatte ich, als ich befürchtete aus dem Bett zu fallen, darum waren die Gitter nicht etwa eine Beeinträchtigung, sondern sie boten Sicherheit.
Gespürt habe ich die Veränderung besonders, als ich ein Bett ohne Gitter erhielt, aber da hatte ich schon mehr Selbstvertrauen und es passierte erst auf meinen Wunsch hin.

Eben solche Angst hatte ich in dem Alptraum Schwebezustand.

Dies war Angst vor der Ungewißheit und selbst nicht abwendbar.

Andere Angst hatte ich auch.

Die hatte ich im Bewußtseinszustand vor der Seitenlage, denn die Beine schmerzten dabei, und ich bekam zur Stabilisierung ein Rückenkissen, und das hinderte mich, besonders am eigenbestimmten Wenden. Meine Schmerzsteuerung wurde verhindert, deshalb zog ich die schmerzfreie Rückenlage vor.

Ich nenne sie Folterangst. Auslöser ist eine Phobie (z.B. Spinnenphobie), aber sie ist durch den Ängstlichen selbst beeinflußbar. Sie veranlaßt uns, Lösungen zu finden

Dazu gehört: eine autobefahrene Straße zu überqueren, oder ein sonstiges Hindernis zu bewältigen. Angst läßt Lösungen finden. (Spinne fangen und hinaus in den Lebensraum bringen; Straße am Zebrastreifen sicherer überqueren)

Angst ist ein Hilferuf, der durch Dauerstreß (z.B. Mobbing) ausgelöst werden kann.

Er drückt sich durch Panikattacken aus. (z.B. Platzangst; bei mir Heulen in der Öffentlichkeit)

Problemlösungs-Hilfen findet man beim Fachpersonal in der Psychotherapie.

Angst im Alptraum (Uni Klinik)

Ein Schauer lief mir über den Rücken, denn ich wurde jetzt von ihm versorgt. Ich fürchtete den einen Pfleger, denn er war nicht zu durchschauen. Sein Gesicht hatte ich nie gesehen. Er hatte einen gefürchteten Ruf unter den Patienten.

Jeder von uns war gekaußelt (gelagert: fachgerecht gebettet), *entweder nach vorne, oder zur Seite oder nach hinten hängend, so waren wir dann tagsüber gelagert und mußten warten, bis wir wieder in eine andere Lage gebracht wurden.*

Ich weiß noch, dass ich fürchtete, dass ich vergessen werden würde und mir die ganze Sache Unbehagen bereiten würde. Ich kam mir verlassen vor, ich konnte mich nicht wehren.
Es war nicht schön, da zu sein.
Ich hoffte immer, dass jemand käme, der zu mir hält, der wußte, was mir gut täte. Es kam niemand der mir half. Ich mußte die Situation entweder über mich ergehen lassen, oder mich gegen die Behandlung alleine wehren, und das konnte ich noch nicht.

Meine ganze Konzentration galt dem Wunsch, wieder gesund zu werden, denn ich wollte so schnell, wie möglich aus dieser machtlosen Situation heraus kommen.
Ich gab mir so viel Mühe, wie ich konnte.

Ich lag an diesem Tag in der Mitte des Raumes, es war wahrscheinlich Donnerstag, der 5. Tag danach.

Es hatte eine Ärztin Dienst, sie verstand mich (neu auf der Seite lagern, bedeutete für mich unerträgliche Schmerzen, hauptsächlich im linken Knie) *und ordnete an, dass ich diesen Tag auf dem Rücken liegen bleiben durfte. Ich war sehr froh über diese Entscheidung.*

Ich wurde dann in ein anderes Zimmer geschoben, dort gefiel es mir gar nicht. Die rechte Hand wurde am Bettgitter fixiert. Ich versuchte das feste Band zu lösen, aber es gelang mir nicht, es wurde auch hin und wieder kontrolliert, ob das Band noch gut saß. Ich schlug immer gegen das Bettgitter. Das Band war so lang, dass ich den Arm noch auf das Bett legen konnte.

Mir gegenüber war es heller, als im übrigen Raum (evt. OP-Scheinwerfer).
Rechts von mir war ein großer Gegenstand, er war aus Metall, Edelstahl. Ich vergaß, wozu er zu gebrauchen war.

Jans Familienwappen

Pfleger Stephan hatte Dienst.
Es waren Stephan, Gudrun, Frau Grund und ich im Raum.
Stephan sollte entscheiden, wer heute noch stirbt.
Er sagte zu uns: "Eine von Euch muß heute noch daran glauben". Ich wußte was er meinte, und hoffte, er würde sich nicht für mich entscheiden.
Mir war egal, wer stirbt, nur ich sollte es nicht sein.

Die Auswahl war nicht groß. Da waren nur Frau Grund oder ich.
Ich hatte große Angst, dass er mich auswählen würde.

Ich setzte auf Jan. Ich hoffte ihn davon überzeugen zu können, dass er Stephan beeinflussen würde, nicht mich zu wählen.
Jan war nämlich gekommen, um mich zu besuchen.
Ich hatte so große Angst, dass ich schon froh war, dass Jan sich mit Stephan unterhielt.
Ich hoffte, dass Jan ihn durch ablenkende Worte zu einer Entscheidung zu meinen Gunsten beeinflussen könne. Ich glaubte an Jans Beeinflussung, blieb aber im Unklaren, wie Stephan sich entscheiden würde.
Jan berichtete von seinem Familienwappen.
Jan erzählte, wie er an die Informationen zu dem Wappen gekommen sei. Er sagte :"Vielleicht gibt es für den Namen Weber auch ein Wappen". Stephan antwortete:" Ich werde es auch mal im urkundlichen Museum versuchen meinen Namen und ein dazugehöriges Wappen zu finden".

Ich hoffte, dass dieses Gespräch Stephan schon richtig gestimmt hätte und mich vor dem Sterben bewahren würde.
Es blieb immer noch wie beim Lotteriespiel, entweder oder.
Er war noch unschlüssig, also hoffte ich weiter, dass Jan ihn bei der Entscheidung zu meinen Gunsten beschwichtigte.

Jan ging Stephan nach, zum Kaffee trinken in die Kantine.
Vorher erzählte mir Jan noch, dass mein Sohn meinen

Polo aus Buxtehude (Jans Heimatort) abholen wolle und
er sich hier mit ihm treffen wollte.

Christoph war inzwischen da und blieb bei mir.

*Am liebsten wäre ich mit dem Rollstuhl selber in die
Kantine gefahren, aber das paßte zeitlich nicht. Ich
blieb im Bett, Christoph war ja bei mir.*

Die Beiden waren zurück.

Stephan hatte sich noch nicht entschieden.

Meine Angst wurde immer größer, ich platzte fast.

*Jan versuchte mich zu beruhigen, er sagte zu mir:
" Du wirst es schon schaffen!"
Er verglich mich mit Patienten, denen es schlechter
ging als mir und meinte: „Da hätten die Ärzte auch
aufgepaßt, dass keiner von den Patienten stirbt, warum
solltest Du sterben?"*

Er hatte auch Angst. Er wollte mir Mut machen.
*Den brauchte ich auch für den Test, den ich bei
Stephan zu
bestehen hatte, um zu überleben.*

*Ich hatte Angst vor dem Test, wußte nicht, ob ich das
durchstehen würde. Ich glaubte nicht daran.*

Begleitender Traum: Test

Ich wurde am kleinen Finger einer Hand nach oben gezogen. Ich brauchte gar nichts tun. Schwebend, der Körper und ein Arm waren gestreckt, glitt ich raumaufwärts.

Ich hatte ein helles, kurz vor den Füßen endendes Nachthemd an.

Die Angst vor der Ungewißheit wuchs noch an.

Stephan hielt mir seine Hand entgegen. Er stand oben an der Wand, als Halterung diente ihm eine Stange (herablassbare Bettgitter aus Metall).

Der ganze Raum war schräg.

Ich war froh, oben angekommen zu sein.

Ich hatte mit einer so einfachen Prüfung nicht gerechnet.

Ich hatte alles überstanden. Das, was noch passierte, war für mich unwichtig und so achtete ich gar nicht darauf. Ich habe überlebt, und das war für mich in diesem Moment das Wichtigste.

Ohne Jans aufmunternde Worte hätte ich das wohl kaum geschafft.

An dem Tag starb ein alter Mann im Rollbett.

Das Problem der Entscheidung hatte sich damit für Stephan gelöst.

Ein Toter pro Tag war genug.

Liebe ist vergänglich,
Behinderung dauert lebenslänglich !

Ich wurde versessen darauf, wieder gesund zu werden.
Ich beeilte mich dabei sogar, und ich hatte meinen Freund Jan gefragt, ob er ein Jahr auf mich warten würde. Er sagte nur,
"Was ist schon ein Jahr, ich habe sechs Jahre gewartet Dich zu finden."

Schwester Gudrun sagte einmal: "Man merkt an mir, dass bald wieder Samstag wird und Jan kommt, ich bin dann viel fröhlicher".
Er kam jeden Samstagvormittag und besuchte mich.

Ca. ¾ Jahr später:

Ich hatte damit überhaupt nicht gerechnet.
Er kam einfach nicht mehr.
Ich mußte sehen, wie ich damit fertig wurde.
Das Schlimmste war, ich wußte gar nicht, warum Jan sich nicht mehr blicken ließ.
Die Lähmung war stärker, als die Beziehung.

Anke berichtete ich auch von Jans „Verduften". Sie sagte in etwa, dass sie das kennt und es normal sei, dass die Freunde irgendwann nicht mehr kommen.
Ich konnte Jans Verhalten trotzdem nicht verstehen, zumal er gegen seine Prinzipien handelte. Ich hatte ihn anders in Erinnerung.
Als ich Frau Wilke davon erzählte, konnte sie es kaum glauben.
Meine Entscheidung, ja oder kein Jan, war deshalb aber

immer noch offen.

Da mir sehr an der Beziehung lag, wollte ich eine Art Erörterung durchziehen, das „Für" und „Wider" aufschreiben.

Das „Wider" überwog zwar, aber ich bewertete das „Für" mehr. Somit entschloß ich mich, Jan einen Brief zu schreiben, um ihm zu sagen, dass ich die Beziehung zu ihm fortsetzen wolle, aber gern allein wohnen wollte (mein Selbstbetrug bestand drin, dass ich glaubte, noch einen Einfluß auf Jans Entschluß zu haben).

Bei unverheiratet Paaren geht die Beziehung in solchen Fällen leider oft zu Ende. Da kann ich nur sagen:

„Mach dir nichts vor, es war keine echte Liebe!"

Am Montag und Mittwoch besuchte mich Lore. Sonntags und Donnerstags kam Luise.

Meine Kinder; Christoph und Annika, kamen zusammen oder einzeln, meistens am Abend, um mich zu besuchen. Manchmal wartete ich auf sie, und sie kamen. Mein Mutterinstinkt ließ mich ahnen, dass einer oder beide kamen.

Meistens hatte ich einen Wunsch, den sie mir auch erfüllen konnten.

Zweimal war auch Alexander aus Kiel hier und besuchte mich.

Einmal fragte er Anja, ob der auch im Zeitalter des Recycling entsorgt werde?

Er meinte den Urin, den Anja aus dem Beutel in einem Eimer bei mir abließ.

Sie lachte und gab zur Antwort: "Nein, er kommt in den Ausguß", und schwupp war sie beim nächsten Urinbeutel.

Es kamen auch Leute zu Besuch, mit denen ich gar nicht
gerechnet hatte.
Zunächst war da Inge, die Mutter von Sven.
Ich habe Sven bei meiner Arbeit kennengelernt, er ist
körperlich und geistig behindert.
Ich mochte ihn sofort, als ich ihn sah. Er hat mich 1995
zum ersten Mal zu seinem Geburtstag eingeladen.
Mit ihr kam Harald, der Lebensgefährte.
Die Beiden brachten immer wunderbare Blumen mit.

Einmal waren Hans (Verwandter von mir) und seine
Frau Margot zu Besuch. Ich war mit ihnen draußen im
Rollstuhl. Sie waren mit Luise und deren
Lebensgefährten Ernst gekommen.
Ich sah oft auf Margots Schuhe, sie waren farblich auf
die Hose abgestimmt, dunkel grün.

Eine wahre Freundin ist Maria. Unkompliziert ging sie
mit meiner neuen Situation um.
Zunächst sendete sie einen groß geschriebenen,
ausführlichen Brief, später besuchte sie mich in der
Klinik.
Sie zweifelte nie an meiner Kraft zur Genesung.

Lange, weiße Strümpfe

Im Traum war es die Zwillings-Anja, in Wirklichkeit
war es Schwester Anja , die Ehefrau von Lieblings-
Pfleger Uwe, *die mich versorgte.*
Im Bett wurde ich gewaschen und angezogen.

Ich fühlte, dass wir uns nicht unsympathisch waren, ich fühlte sogar eine besondere Sorgfalt von Anja. Sie machte mich besonders schön.
Ich bekam ein Dirndlkleid an. Dann wurde ich sogar noch geschminkt (Lotion).
Als ich die langen, weißen Stümpfe (Antithrombosestrümpfe) *anbekam, wußte ich nicht mehr, warum ich gerade an diesem Tag von Anja so besonders behandelt wurde.*

War ich besonders schön gemacht für meine Beerdigung?

Ich schaute Anja an. Aus ihrem Gesichtsausdruck vernahm ich Trauer, aber ganz sicher wußte ich nicht, ob ich tot war.
Ich blieb unsicher und wurde alleine gelassen, nicht tot und wenig lebendig.
(in der Zwischenwelt, im Sterbeleben-Zustand)
Ich dachte, wenn andere dich für tot halten, dann willst du es auch sein.

Schluß, aus, vorbei !

Ich war erneut in der Situation zu sterben. Ich hatte keine Lust mehr, mich anzustrengen, um die Kraft aufzubringen, doch noch zu überleben. Ich traf die Entscheidung zu sterben. Ich träumte, ich wolle jetzt sterben.
Ich ahnte nicht, dass es so schwer war zu sterben. Das

ich auch noch etwas dazu beitragen sollte.

Ich gab mir zwar Mühe, aber mir wurden im Sterbeleben so viel Hindernisse in den Weg gestellt, dass ich dann irgendwann aufgab zu sterben.

Es ging um das Ablaufritual. Es wäre der katholische Priester mit einer Beerdigung dran gewesen.
Die Pastoren einigten sich über einen evangelischen Ablauf der Feier.
Ich war nämlich evangelisch getauft und sollte auch so beerdigt werden.
Der evangelische Pastor ging voraus. Der katholische folgte ihm.
Ich wurde von dem letzten Pfarrer im Rollstuhl geschoben.

Plötzlich fiel ich in ein Loch und war jetzt ganz alleine.
Das Loch wurde immer enger. Es war, wie in einem Trichter, je mehr ich mich rührte, je mehr sackte ich nach unten.
Ich sah keinen Ausweg mehr. Ich konnte nur noch mit fremder Hilfe aus dem Loch kommen, es war aber niemand da, es half niemand.
In diesem Moment beschloß ich absolut, dem Leiden ein Ende zu setzen, ich wollte sterben.
Ich fiel aus dem Rollstuhl und damit in ein noch engeres Loch, ich hatte kaum Platz zum Bewegen.
Da sah ich an dem Rollstuhl ein Überlebenspaket. Es war unter dem Rollstuhl, an dem Klappkreuz befestigt.
Ich hatte wieder Hoffnung.

Der Alptraum war nun endlich zu Ende.

Keine Spitzfüße

Chefarztvisite
Einmal hat der Oberarzt gesagt, dass eine Kg-Therapie abgebrochen werden mußte, weil ich so sehr gelacht habe. Ich hatte den Eindruck, dass es ihm nicht gefiel.
Er äußerte in etwa,
"Sie war schon 25 mal im Stehtrainer und es hat sich keine Wirkung gezeigt, obwohl man verhindert, dass der Patient, wenn er im Stehtrainer war, Spitzfüße bekommt."

Der Chefarzt entschied, wie bisher weiter zu arbeiten.

Das war meine Chance.

Von jetzt an wollte ich mich noch gezielter anstrengen und mitarbeiten.
(Der gleiche OA setzte sich später mal aus Anerkennung in meinen Rolly. Ich schob ihn in den Fahrstuhl).

Ich nahm einige Geräusche wahr, die mich nervten:
Das Geklapper beim Austausch der Wischmops, die fürchterlichen Desinfektionsgeräte, deren Benutzung noch an der Rückwand zu hören war.
Stöckelschuhe von Frau..., das monotone Gepiepe der Sondenautomaten....usw.

Real oder irreal?

Ich lag auf der Station 3f (Intensivstation) mit Früh-Reha und glaubte nicht, dass es real war.

Silke war die Erste, der ich davon erzählte. Sie war Früh-Reha-Ergotherapeutin und kam des Öfteren zu mir ans Bett. Sie munterte mich auf. Ich freute mich immer, wenn sie da war. Sie nahm sich Zeit für mich.
Sie war da, weckte Vertrauen in mir. Sie setzte sich mit mir auseinander. Sie respektierte mich und ich respektierte sie, wir mochten uns von Anfang an.
So viel Glück wie mit Silke, hatte ich mit fast jedem vom Personal.
Silke entzifferte mein Gekritzel (Vier Bilder habe ich aufbewahrt).
Sie entzifferte die Worte, „Produzent", dann noch „Bildungsurlaub" ,"erlöst" und andere.
Ich hoffte, dass sie feststellte, dass ich sagen wollte, dass es einen Produzenten gäbe, der mich bald von meinem derzeitigen Zustand erlösen würde und mit mir einen Film während seines Bildungsurlaubs drehen würde, Uwe heißt und da oben wohnen würde (ich meine oben, weil für mich alles bergan bzw. bergab ging und sich weiter oben ein OP-Raum befand).

Dann trafen wir auf dem Gang vor den Räumen der Ergotherapie, Martina aus Timmendorf; sie vertrat Silke. Während der Therapievertretung entdeckte sie ein Buch auf meinem Nachttisch.
Ich wollte ihr von einem Schriftsteller, dessen Bücher ich bei Jan gelesen hatte, erzählen.
Es war schwierig, ihr mit der Buchstabentafel und

meinem Gekritzel deutlich zu machen, dass es sich um einen Schriftsteller handelte, der auch noch einen englischen Namen hatte.

„Du bist wieder eine Frau", sagte Schwester Kathrin zu mir.
Sie hatte mich zweimal ausgeräumt (Darmentleerung per Hand) und dabei diese Feststellung gemacht.

Bis eben schlief ich im Koma und erlebte diese Aktion im Alptraum.

Es hatte mich wohl heftig erwischt, dass meine Regel sogar ausgeblieben war. Ich nahm diese Tatsache sehr ernst, so sehr, dass ich Zweifel an meiner sexuellen Fähigkeit bekam. Ich konnte dies wegen einer fehlenden Intimsphäre und körperlicher Unzulänglichkeit nicht überprüfen.

Allerdings schätze ich meine Menstruation jetzt mehr. Sie war deshalb in Zukunft schneller beendet und weniger schmerzhaft.
Neue Ungewißheit!

Die Sippe

Es wurden neue Wagen besorgt, ich kam in einen der Wagen (Einzelzimmer).
Alles war neu. Ich hatte nichts zu tun, darum telefonierte ich von dem bereitstehenden Telefon. Ich

rief Jan an. Ich hörte den Anrufbeantworter mit meiner Stimme. Ich sprach nur kurz auf das Band und erzählte von dem Wagen. Ich erzählte, dass es hier ganz vornehm sei, d.h., dass alles da war und ich mich nur kurz traute, den Telefonapparat zu benutzten, um Bescheid zu geben, wo ich jetzt sei.
Es gab auch zu essen, weil ich das Essen rechtzeitig bestellt und bezahlt hatte.

Ich bemerkte, dass über mich gesprochen wurde.
Ich erkannte Luise. Sie trug den schwarzen Persianermantel, den sie eigentlich ungern anzog; nur zu Beerdigungen.
Den Rest der Leute erkannte ich nicht, sie standen und saßen hinter einer Tür und hielten die Köpfe geneigt.
Erst später deutete ich diese Erlebnisse als meinen beschlossenen Tod.

Plötzlich war Jan da. Er sprach wie immer, ganz anders als man erwartete.
Er sprach mit Dr. Steffen, beide standen dicht bei mir.

Sie standen sich gegenüber, ich lag dazwischen. Ich hörte, dass sie über mich sprachen.
Dr. Steffen meinte, dass ich alles neu lernen muß, und dass ich nicht schlucken kann.
Jan sagte nur: "Schlucken kann sie doch", und prompt hatte ich einen Tropfen Wasser von Dr. Steffen auf der Zunge, und ich schluckte das Wasser hinunter.

Daraufhin wurde ich auf einen anderen Untergrund gebracht. Es waren zwei oder drei Leute, die versuchten mich schmerzfrei auf den anderen Untergrund zu legen.

Ich kam mir vor, als schwebte ich durch die Luft.
Der Untergrund war rund, aus metallenen Stäben,
(Intensivbett mit Metallgitter an den Seiten) **er** *war nach*
oben gebogen. Ich wurde dort, mit Nadeln festgesteckt,
wie ein nasser Pullover zum Trocknen
auseinandergezogen hingelegt.

In der Sterbelebe-Zeit auf der Intensivstation hatte ich
noch mehrere Träume und Erlebnisse, die ich nicht
aufgeschrieben habe.

Das weiße Tuch

Ich hatte Besuch von Luise.
Sie versuchte ein weißes Tuch über meinen Kopf zu
legen. Ich wollte es nicht haben, denn ich war noch
nicht tot. Mit langen Armen versuchte ich das Tuch
abzuwehren.
Für mich bedeutete das, dass sie glaubte oder wünschte
ich wäre tot, und ich müßte als Zeichen dafür noch mit
einem weißen Tuch zugedeckt werden.
Sie sagte sogar zu mir, es ist ja nicht so schlimm, wenn
ich in eine niedrige Station komme.
Für sie und mich hieß auch dies, ich soll in eine
Sterbestation, das wäre ja nicht so schlimm.
Ich antwortete auch noch mit " ja". Nachher merkte
ich erst, dass sie mich überrumpeln wollte,
Hauptsache, ich sage" ja".

Ähnlich war es mit Lore.

Sie besuchte mich an diesem Tage.
Im Raum befanden sich Lore, Uwe und ich. Wer noch im Raum war, weiß ich nicht, mehr Personen spürte ich nicht.
Ich habe wohl sehr viel und laut geschrien, jedenfalls versuchte mich Lore davon abzuhalten, sie wollte mich beruhigen.

Mein Bett war am Kopfende breiter und rund.
Es war dem ähnlich, als nähme man zwei Nordpole von Magneten und versuche, sie zueinander zu führen.

Sie nahm meinen Kopf in ihre Hände. Ich wehrte mich gegen ihre Berührung und kroch unter großer Anstrengung nach oben. Das nützte nichts. Sie folgte, um mich besser anfassen zu können. Sie berührte mein Gesicht immer wieder und nahm meinen Kopf zwischen ihre Hände.
Meine Hoffnung war, Hilfe zu bekommen.
Uwe half mir nicht, obwohl ich dachte, er hätte gemerkt, dass mir der körperliche Überfall von Lore nicht gefiel.
Sie folgte mir, sobald ich ihren Attacken auswich. Die Angelegenheit wollte nicht enden.
Ich war ganz verzweifelt. Sie wollte mich trösten, aber ich mochte sie nicht um mich haben.
Ich mußte es über mich ergehen lassen.
Ich fühlte mich sehr unwohl.

Frau Holle

Ich spürte, dass ich von Lore Besuch hatte.
Ich pulte an der Windel herum. Es hatte einen Grund,
warum ich das tat.
Ich glaubte es müsse noch ein Stecker und eine
Steckdose aus meinem Po operiert werden, sonst wird
das vergessen, bevor ich entlassen würde. Man
erinnerte mich daran, dies nicht zu vergessen, sonst
müsse ich die Teile für immer behalten.
Ich wollte darauf irgendwie aufmerksam machen,
sprechen konnte ich ja nicht.
Ich wußte keine andere Möglichkeit,
Lore fand das Ganze peinlich.
Sie glaubte, ich wolle mich selbst befriedigen. Sie
wollte mich davon abhalten. Sie sagte in etwa, dass
Frau Holle nicht da sei und das es nicht in Ordnung
sei, was ich vorhabe.
Sie redete um den heißen Brei herum, aber ich wußte,
was sie meinte.

Der Vogel

Plötzlich wachte ich auf, ich hatte wohl geschrien.
Jedenfalls wurde mir immer gesagt, dass ich viel schreie
und laut dazu. Frau Grund wollte deswegen gerne aus
dem Zimmer heraus.

Ich überlegte, wo es wohl gestattet sei, laut zu schreien.
Ist es im Bett in Lüneburg erlaubt ?

Nebenan ist doch gleich eine Wand, durch die man das Geschrei hören würde. Ich wußte nicht, wo ich war.

Mein Besuch erzählte mir davon, aber ich war trotzdem unsicher und hoffte oder glaubte, dass alles nicht wahr sei, was ich sah und hörte.

Ich schrie extra laut, um das Schreien auszuprobieren, um zu sehen, welche Wirkung es hätte. Es hatte keine Wirkung.

Ich versuchte öfter herauszubekommen, ob ich in Bad Segeberg war, oder ob alles nicht wahr sei.

Als Möglichkeit sah ich nur:

Hier wird ein Film gedreht.

Alles, was ich sah oder erdachte, waren herbeigebrachte Requisiten. Ich war nur erstaunt, welcher Aufwand getrieben wurde, damit alles echt war. Sogar die Jalousien, ja der ganze Raum, alles war für mich erklärbar für Dreharbeiten.

Ich erklärte die Existenz des Raumes so:

Dies war mal ein OP, dafür die Jalousien zum Verkleiden. Der Raum wurde extra für die Dreharbeiten vergrößert.

Ich bezweifelte die Echtheit und hoffte durch Prüfungen die Wahrheit zu finden:

Ich hörte im Radio Nachrichten und das Datum.

Dann hörte ich eine Stimme, die mir bekannt erschien, aber es war Sven (Mitpatient aus Monstershow) und das Gestöhn von ihm.

Ich glaubte, Horst zu hören, einen Heimbewohner aus dem Haus in dem ich mal gearbeitet hatte, und sagte zu mir: „Den haben sie auch für den Film hierher geschafft?! „

Ich war total verwirrt !

Ich sah ja nur die Schlitze der Klimaanlage und schaute oft auf die Deckenlampen (Kaum Reize).
Ich hatte weiterhin im Blickfeld einen grünen Gipsvogel, der an einem Band hing und von der Decke baumelte. Ich war ganz traurig, als er eines Tages abgenommen wurde. Ich wußte sogar den Grund dafür. Jemand, der wieder auf dieser Station war, erinnerte sich an den Vogel und wollte ihn zurück haben.

Ich fragte Inge nach einem Ersatzvogel, denn ich wußte, dass sie solche Vögel nachmachen konnte. Sie wollte mir beim nächsten Besuch einen Ersatzvogel mitbringen. Uwe half bei der Übersetzung, d.h. er konnte meine inzwischen erlangte undeutliche und leise Sprache besser deuten und mich leichter verstehen.
Beim nächsten Besuch von Inge und Harald erhielt ich außer Blumen tatsächlich zwei Tauben aus Papier. Ich hatte mir die Vögel zwar so nicht vorgestellt, sie waren anders, als der vorherige, ich freute mich aber trotzdem, dass Inge an den Vogel gedacht hatte.
Uwe hängte ihn auf, der zweite Vogel landete an der Wand bei dem Windspiel, dass mir meine Mutter mitgebracht hatte.

Schauspieler ?

Die „Nachtwachenchristel" hat mal gesagt, der Produzent (Produzent = mein Lieblingspfleger Uwe) wär schon wieder gegangen, weil ich so geschrien habe. (Sie scherzte; und ich hoffte auf den Produzenten) Zu der

Zeit habe ich eine Woche lang nachts geglaubt, der Produzent will mich holen und "erlösen". Ich meine damit, er will mich von der Krankheit befreien, und ich wäre so geblieben, wie im Zustand vor der Thrombose.
Ich glaubte immer, ich werde nachts von ihm beobachtet und zwar dachte ich, er ist hinter mir, hinter den Jalousien. Ich versuchte auf mich aufmerksam zu machen, er sollte mich endlich befreien. Es passierte nicht.
Einmal merkte ich, dass er eine Jalousie wegschob, aber er nahm mich nicht mit. Ich war enttäuscht (Uwe, „der Produzent", schäkerte mit seiner Frau Anja, die bei uns im Zimmer war).

Meine Zweifel wurden unbeherrschbar. Endlich wollte ich wissen, was stimmt und beschloß davon zu erzählen und zu fragen (ich war ja immer im Zweifel, ob ich für geistesgestört gehalten wurde oder nicht).
Ich glaubte und berichtete Schwester Gudrun, es gebe Schauspieler, sie gehört dazu und Anja und Uwe.
Gudrun erwiderte mir,
"Es ist alles wahr, denn sonst hätten wir uns ja gar nicht kennengelernt".
Sie fragte, ob sie denn gut gespielt hätte ?
Sie stellte sich dabei in Pose und strich sich schauspielerisch übers Haar.
Sicher war ich immer noch nicht.

Schwester Melanie war wohl aus dem Urlaub zurück, jedenfalls war sie plötzlich da und versorgte uns.
Ihr Erscheinen gab mir einen Beweis.
Sie trug ein rotes Haarband, genauso eines benutzte auch Anja.
Für mich war Melanie echt und Anja die Schauspielerin.

Anja hat für Melanie geschauspielert.

Melanie mochte ich gerne und besonders gerne mochte ich Anja und "Schwester Uwe".

Natürlich lag mir Gudrun, bloß sie hatte wenig Zeit für mich, aber ich wartete gerne bis sie kam.

Ich dachte, such erst mal eine Kamera, das Filmteam fehlte auch.[obwohl ich glaubte, das Filmteam weggehen zu sehen (Visiteteilnehmer drehen sich um und verlassen den Raum)]

Erst danach war ich etwas überzeugter, dass mein Aufenthalt in der Klinik echt wahr, nur geglaubt habe ich es deshalb nicht.

Auf einem von meiner Schwester mitgebrachten Video entdeckte ich meine Tochter Annika beim Bungeesprung vom Hamburger Fernsehturm. Den Sprung bezweifelte ich so sehr, dass mein bißchen Glaube wieder dahin war..

Heimweh

Es geht los mit dem Schwan (Klinik). *Wir fahren über das Meer bis nach Lüneburg. Dort gibt es einen Hafen. Weil es schon spät ist, schafften wir den Weg nicht zurück und ankerten dort.*
Eigentlich war unser Ziel Hamburg, aber wir haben die Abfahrt verpaßt.
In das Führerhaus (Intensivzimmer) *kamen nur bestimmte Leute. Sie waren die einzigen Fahrgäste. Alle hielten sich im Führerhaus auf. Draußen regnete es.*

Im Führerhaus waren alle versammelt. Das war der einzige Raum, in dem keiner magnetisch (keimverseucht) *war, d.h. sich frei bewegen konnte.*
Ich war auch dort, sowie Alexander und Christoph. Sie waren zu der Zeit 23 und 20 Jahre alt.
Ich lag auf ganz vielen Kissen im Führerhaus (Mein Bett).
Alle hatten ein Band einer Farbe (blauer, keimfreier Intensivschutzkittel) *an der Unterhose, so dass jeder an der Farbe des Bandes erkennen konnte, wer zu wem gehörte. Eine Auswahl war nur möglich, wenn gefragt wurde.*
Ich lag dort noch immer, meine Füße zeigten nach oben, der Kopf nach unten. Die Füße lagen auf einem Festhaltegriff aus Metall, mitten im Raum. Rundherum lagen Kissen; ich lag auf den Kissen und warte, bis mich jemand ansprach, da ich nicht aufstehen konnte und gar nicht aufstehen wollte, weil die Lage auf den Kissen recht gemütlich war.
Es kamen verschiedene Leute mit buntem Band an der Unterhose herein ins Führerhaus.

Uwes Wohnung

Ich war in Uwes Wohnung.(Uwe =Lieblingspfleger)
Er und seine Frau (Lieblingsschwester und Ehefrau von Uwe = Anja) *hatten ein gemeinsames Kind. Es war ein kleines Mädchen, sie war kokett und starrte mich immer an. Das mochte ich nicht und das Mädchen mochte ich auch nicht gern. Sie sah wie ein*

Rauschgoldengel aus. Lief gern der Mutter hinterher und wollte immer etwas haben. Sie war ca. drei Jahre alt.

Ich lag im Bett und beobachte eine Bildfolge (Visite). *Es waren gesammelte und dann aufgebaute **personengroße Figuren*** (Visite-Teilnehmer in weißen Kitteln). ***Es handelte immer vom gleichen Thema. Die Figuren waren alle weiß gekleidet. Es handelte von Kranken.***
Ich kann mich noch an einen liegenden Mann erinnern, ich erkannte seinen Rücken. Eine stehende, kleine Person, wahrscheinlich ein Junge im Alter von ca. 8-10 Jahren, einer Frau, die im Wochenbett starb.
Ich sah einzelne Bilder, die an meinem Bett vorbeizogen. Alles dauerte sehr lange.
Meine Familie wartete schon auf mich.
Hans (Besucher; hat den Raum während der Visite verlassen) ***hatte es mir zwischenzeitlich gesagt.***
Ich vermutete, dass alle am langen Eßtisch saßen und auf mich warteten.
Uwe sagte zu jemanden, dass ich keine Therapie benötigen würde, sondern nur mein Kinderwunsch in Erfüllung gehen brauchte (Das war eher Jans Mutters Wunsch).
Ich war froh, dass die Vorstellung zu Ende war, denn ich konnte nicht mehr in dem Bett liegen. Ich mußte zum Zusehen auf der rechten Seite, in der Schmerzlage liegen und durch das Gestänge schauen.

Ich war wieder nicht befreit.

Der Wechsel

Ich wußte nicht ob ich mich freuen sollte oder weiterhin Angst haben sollte. Ich sollte auf eine andere Station kommen. Ich hoffte, ich komme auf die Station 3e.
Ich wußte, dass meine ehemalige Bettnachbarin, Frau Klein, auf diese Station verlegt worden war und es ihr dort besser ging. Ich glaubte, mir würde es auf der Station 3e auch besser gehen. Ich wollte immer zur 3e. Ich hoffte auf 3e, denn ich glaubte nur dort könne ich gesund werden. Ich kannte ja nichts anderes.
Die Intensivstation 3f, mein Bett, Personal und Besuch. Sie und die Lüftungsschlitze der Klimaanlage waren in dieser Zeit meine Welt.
Ich starrte auch oft zu den Lampen an der Decke. Hin und wieder sah ich aus dem Fenster. Dort entdeckte ich, dass der Himmel oft eine rötliche Färbung hatte, dort sah ich auch die schwarzen großen Vögel vorbei fliegen, ich glaube es waren Raben. Abends sah ich, wie sich einige Scheinwerfer im Fenster spiegelten. Abends schloß Uwe die Langjalousien vor den Fenstern. Sie waren farblich weiß, wie auch Decke und Wände.
Alles hatte seinen Platz im Raum. Ich wußte, was ich im und auf dem Nachttisch hatte, welche Pflegemittel für mich auf dem Beistelltisch bereit standen und ob noch die tägliche Heparinspritze gegen Thrombose fällig war.
Die einzige farbige Abwechslung bekam ich nur vom Besuch. Da waren für mich Fotos, ein knallpinkes kleines Kissen und ein buntes Kissen. Manchmal Therapiegegenstände.
Außerdem verlor ich dann das inzwischen vertraute

Personal, und das sollte ich nun alles missen?

Alle freuten sich über eine Veränderung und damit Verbesserung, nur ich nicht!
Auf zu neuen Ufern!

Abhängig von diesen Tatsachen freute ich mich über jede Zuwendung.
Jede Kleinigkeit wurde wichtig für mich. Es war wichtig, dass ich mich auf Zusagen und Rituale verlassen konnte.
Darum brach für mich fast eine Welt zusammen, wenn mal ein Termin veränderten wurde.
Ich mochte es besonders, wenn mir vorher gesagt wurde, was geschehen würde (z.B.: Verbandswechsel an der PEG =künstlicher Mageneingang).
Ich konnte nicht weglaufen vor Dingen und Personen, die mir unsympathisch waren.
Mal sagte ich, welche Schwester mir unsympathisch sei.
Das ging sogar per Buchstabentafel, denn sprechen konnte ich ja nicht.
Ich kam nicht auf die Station 3e, sondern zur 2c.

Geistig behindert ?

Ich glaubte nicht, dass ich im Krankenhaus sei.
Ich glaubte, ich befände mich in einem Haus für geistig behinderte Menschen.
Ich hatte mehrere Gründe, für diese Annahme.

- ich sah Andy, der nach einem Unfall geistig

behindert war (vermutete ich).

-     ich hörte während Birtes Kg-Therapie, wie sie mit einer Kollegin über ein Rezept sprach.
      Sie meinte, es solle auf dem Rezept stehen, dass es sich um körperliche und geistige Behinderung handele.
      Ich bezog diesen Satz auf mich.
-     Den Ausschlag gab Luise,
      sie sprach mit mir zeitweise, wie mit einem schwachsinnigen Kind.

Gesetzliche Betreuung = Sklaverei ?

Staatliche Betreuung ist wie Entmündigung, nur die Umschreibung hört sich gefälliger an.

Ich kann mich gefühlsmäßig darüber in meinem Fall äußern, da ich mich selber in dieser, für mich negativen Situation befand. Ich sah mich schon beobachtet, schreiend und fixiert auf der Psychiatrie im Bett liegen.
Die Absicht des Gesetzes hat wohl einen positiven Aspekt und bringt einigen Betroffenen Hilfe. Jedoch wirkten sich in meinem Falle auch die negativen Aspekte aus.

Zeitweise fühlte ich mich rechtlos und ausgenutzt.
Dieser Zustand ist vergleichbar mit dem Zustand von Sklaven.

Nur durch eigene Kraft und Finanzmittel konnte ich diesen Zustand sichtbar für mich in einen sinnvollen Weg ändern.
Ich befand mich im Sterbeleben und wurde staatlich „betreut".
Ich war zwar nicht rechtlos, denn ich mußte zu jeder Entscheidung befragt werden. Mehr wußte ich über dieses Gesetzt nicht, nur das es einen negativen Touch hatte.

Die Fragemöglichkeit bestand während der Sterbeleben-Zeit nicht. Ich war auf "good will" angewiesen.

Ein Richter befragte mich, weil ich einen anderen Betreuer haben wollte. Ich war inzwischen wacher und antworte per Zeigefinger mit Hilfe der Buchstabentafel.
Ich mußte zunächst das richterliche Urteil der Betreuung annehmen, denn ich sah mich körperlich nicht in der Lage, eine Änderung vorzunehmen.
Sobald dies möglich war, wehrte ich mich mit den zur Verfügung stehenden Mittel.
Ich schrie meinen Betreuer an. Erklärte den betreuenden Ärzten und Therapeuten meinen Unmut.
Ich nahm Hilfe an, um einen Brief an den Richter zu senden.
Ich war immer unsicher, ob der Betreuer zu meinen Gunsten oder gegen meine Interessen handelte, denn ich fürchtete, dass das Gesetz mit leichten Tricks schnell zu untergraben sei.

Ich kämpfte, bis ich eine schriftliche Nachricht über die Aufhebung der Betreuung in den Händen hielt.
Um Mißbrauch zu verhindern, sollten Teile des Gesetzes verbessert werden.

- Zunächst bedarf es zwei sich gegenseitig kontrollierender Personen.
- Eine von ihnen sollte ein erbberechtigter, ehrenamtlich arbeitender Verwandter sein
- Eine zweite nichtverwandte, betreuerisch tätige Person sollte für den nachzuweisenden Höchstbetrag von 2.000,-- Euro arbeiten; im längsten Fall ein ¼ Jahr.
- Beide Betreuer sollen eine Berufsausbildung nachweisen können, wobei darauf zu achten ist, dass ein Betreuer eine sozial elementar bezogene und der andere eine bürokratisch elementar bezogene Ausbildung hat.

Heul, heul, heul !

Muttertag
Eben hatte ich einen Test; er war unfreiwillig.
Und ich fragte mich, wieviel Blödsinn würde ich ertragen?
Gar keinen!

Ich habe mit Sofia, Frank und Frau Heuer auf dem Flur am Stationstisch zusammen gesessen und dort mußte ich mir gezwungener Maßen den Mist anhören, den Frau Heuer erzählte.
Ich saß auf einem Stuhl, der Rolly stand umsetzbereit davor.
Ich hatte vor zu verschwinden, denn das war mir dann doch zu doof.

Vor lauter Lachkrämpfen (bewirkt absolute Kraft- und Sprachlosigkeit) konnte ich nicht in meinen Rolly umsteigen. Laufen ging nicht und kriechen wollte ich nicht. Ich war sehr aufgeregt und habe dabei sehr geschwitzt.

Zum Glück hatte ich ein Handtuch griffbereit, dort habe ich hineingelacht und danach geheult und mich so sehr geschämt, dass ich vor dieser Frau heulen mußte.

Zum Glück fand ich dann den Ausgleich, weil ich mich sehr angestrengt habe, lachen und heulen zu überwinden. Irgendwann schaffte ich, in den Rollstuhl zu kletterten, um endlich das Terrain zu verlassen.

Ich sprach im Zimmer noch mit Schwester Barbara über den Ablauf. Sie beruhigte mich.

Sie meinte, es wäre gut, noch etwas Kaffee zu trinken, sie habe gerade neuen gekocht. Ich fragte, ob Frau Heuer auch da sei.

Da Barbara dies verneinte, bin ich gerne nochmals losgefahren.

Die Worte von Frau Heuer hätte ich zur Zeit nicht noch mal ertragen. Wenn sie vorn (am Stationstisch) gewesen wäre, hätte ich auf den von mir heiß geliebten Kaffee verzichtet.

Monstershow

Frank, Sven und ich waren versammelt im Stationsflur zum Kaffee.

Frank saß direkt vor dem Tisch in seinem Elektrorollstuhl und ich saß auf meinem Stammplatz am Tisch auf einem Stuhl. Ich hatte mich vom Rollstuhl darauf umgesetzt.

Sven stand hinter Frank. Er mußte im Rollstuhl bleiben, denn er war durch einen Autounfall so stark geschädigt, dass er jetzt ein Vollpflegefall war und sogar auf Sondennahrung angewiesen blieb, d.h. er hatte einen Schlauch direkt durch die Bauchdecke zum Magen
(PEG = perkutane endoskopische Gastrotomie).
Sven war "angestöpselt" und erhielt getropft Wasser aus seinem Automaten.
Er konnte sich kaum bewegen und auch nicht sprechen, aber seine Gefühle bestanden weiterhin. Svens sexuellen Bedürfnisse mußten mit den Blicken in die Ausschnitte von Frauen befriedigt bleiben.
Er lernte beim Logopäden Uli, sich über eine Bild-Zeige-Symbolik zu verständigen.
Ich versorgte Frank mit Kaffee. Frank trank per Strohhalm, denn er war mit Ausnahme seines Kopfes ganz gelähmt.
Frank schilderte mal,
"Ich kann nicht mal in der Nase bohren".
Jetzt begriff ich seine Lage besser.
Wir machten Witze.

Es war Haupt- Ab- und Anreisetag der Reha-Patienten.

Da wir uns zentral im Durchgangsflur aufhielten, mußten alle Patienten und Besucher an uns vorbei.
Manche Leute haben wir sicher durch unseren Anblick geschockt.

Das war aber nicht unsere Absicht, denn für uns war unser Anblick schon normal, aber die Neuankömmlinge wußten gleich, das hier mal ein Spasty im Rolly entgegen kommen konnte.

Frau Donker, Diplompsychologin

Auf der Intensivstation des Neuro - Zentrums erhielt ich gleich alle erforderlichen Therapien für den Rehabilitationsprozeß. Dazu gehörte auch eine psychotherapeutische Betreuung, die ich von der mir sympathischen Frau Donker erhielt.
Nach ca. ½ Jahr konnte ich wieder soviel sehen, dass ich die Schrift der Tastatur des Computers erkennen konnte, so dass mir Frau Donker zunächst ihren Computer für meine Aufzeichnungen tägl. nach Feierabend zur Verfügung stellte.
Dies war eine sinnvolle Hilfestellung.
Tägl. tippte ich in Schriftgröße 36 mm ca. eine 1/2 Stunde und schrieb per 1-Finger-Suchsysthem meine noch immer mich beherrschenden Alpträume aus der Sterbelebe-Zeit auf.

Mit psychologischen Verhaltensweisen setzte ich mich schon beruflich auseinander.
Innerhalb der Familie wurde das Fachwissen eines Psychiaters ebenfalls genutzt, und allgemein haben mich psychologische Themen schon immer fasziniert.

Diese Form von Offenbarung war mir also nicht fremd. Wegen positiver Erfahrungen nahm ich diese Hilfe sogar unbewußt gern an, denn darin war eine erste Hilfe zum Vertrauensaufbau und damit zur Stärkung des Selbstwertgefühls.

Mein Verhalten, das ich bisher zu leben gelernt hatte machte mich unglücklich, und verhielt sich teilweise konträr zu meinem jetzigen Lebensstil und meiner inneren Einstellung.

Ich hab mal erklärt, "Vor der Thrombose haben andere für mich gesprochen und entschieden, jetzt mach ich das selber. Ich fühle mich jetzt kräftiger, trotz körperlicher Einschränkungen".

Ich erinnere mich an eine Situation, in der ich mit dem Schreiben stockte. Noch im Anfangsstadium des Lernprozeßes.

Aus den Träumen tauchte eine Thema auf, über das ich nicht schreiben mochte.

Ich berichtete Frau Donker darüber, denn ich hoffte auf ihre Überzeugungskraft, mich zu ermutigen, dieses doch zu tun.

Ich mußte erkennen, dass fremde Hilfe in diesem Fall nicht angebracht war, sondern es an meiner eigenen Überwindungsstärke lag, die Scham abzulegen und darüber zu schreiben.

Ich war und bin sehr glücklich, dies geschafft zu haben, denn als ich hinterher den Text las, war alles halb so schlimm. Ich hatte die eigene Schamgrenze selbständig überwunden und hatte auch dadurch weniger Angst.

Wichtig war nur, dass ich nicht alleine ein Problem zu bewältigen hatte, sondern das jemand von meinem Ängsten wußte und ggf. Hilfestellung gab.

Der Weg zu diesem selbständigen Schritt war erreicht, weil ich u.a. psychologische „Gehhilfe" erhalten hatte. Ich erhielt Anregungen, die mich in eine selbständige Richtung lenkten. Ich löste Probleme, anstatt Unbewältigtes vor mir her zu schieben.
Durch die Situation im Intensivbrett entstanden neue Probleme, die erst gar nicht „gedeihen" konnten, sondern durch psychologische Hilfe abgebaut wurden.

Nach ca. 3 ½ Jahren schloß ich mich einer Partnervermittlung für Behinderte an. Dort sollte ich für eine konkretere Vermittlung einige Eigenschaften über mich angeben.
U.a. gab ich an, dass ich wenig Angst hätte. Diese Tatsache hat mich so beeindruckt, dass ich nur schwer glauben konnte, dass diese Worte von mir stammten.

Die Psychologin besuchte mich.
Ich lag mit dickem Fuß auf dem Bett und erzählte ihr von meiner Veränderung .
Meine Worte lauteten etwas so:
„Ich habe mich geändert. Früher habe ich immer gehofft, dass andere für mich sprechen, d.h., dass sie sagen, was ich denke oder möchte. Heute sage ich selber, was ich möchte. Früher habe ich immer nicht gewußt, was ich will, heute weiß ich alleine, was ich will.
Ich bin gelebt worden.
Ich bin hier im Haus der Fragen, ich lerne hier das Fragen. Es fällt mir aber immer noch schwer. Da hilft am meisten üben."

Sie fragte nach meiner Mutter, wann sie zu Besuch hier war. Ich antworte in etwa: " Sie war kürzlich hier. Sie kommt nur noch, wenn ich es will; es war für mich ein großer Streß als sie hier war.“

So ist es auch mit meiner Schwester. Neulich hat sie wieder einen Annäherungsversuch gestartet.
Ich habe ihr postalisch geantwortet, aber ich bin nicht persönlich geworden, habe nur auf Tatsachen geantwortet.
Bloß, weil sie meine Schwester ist, hat sie nicht automatisch meine Sympathie.

Frau Donker hat noch nach der Freundschaft zu Jan gefragt, und ob ich diese fortsetzen möchte.
Ich antwortet in etwa: ”Nur wenn ich keine Wohnung finde, will ich wieder zu ihm ziehen.
Er sagte, ich solle möglichst ohne Rollstuhl kommen.
Den Wiedereinzug habe ich mir noch offen gehalten, aber er weiß, dass ich notfalls solange an seiner Tür klingeln werde, bis er mich in seine Wohnung läßt.
Lieber wohne ich aber alleine. Ich hoffe, dass es klappt mit einer eigenen Wohnung, denn ich möchte die Beziehung nicht fortsetzen. Es ist schon so lange her, als ich ihn zuletzt gesehen habe.“
Der Psychogin sagte ich u.a. in ähnlichen Worten:
„Es geht mir jetzt besser. Ich glaube, ich akzeptiere die Krankheit eher als Leute aus der Familie.
Ich weiß, was ich kann.
Ich habe die Schwierigkeit, es anderen zu vermitteln“
Als Beispiel nannte ich eine Schwester, die mich ohne Festhalten hat Stehen sehen, bis dahin hatte sie geglaubt, ich halte mich beim Stehen fest.
„Ich muß erst alles beweisen, bevor man mir glaubt.“
In einem Gespräch mit Meike stellte sich heraus, dass Luise auch erst einen Beweis braucht, bevor sie mir glaubt. Solange glaubt sie Ärzten mehr als mir.

Ich empfinde das sehr deprimierend; es ist so, aber wie soll man <u>nicht geisteskrank</u> beweisen?

Ich erzählte Frau Donker noch in etwa, dass ich bewußt auf eine Niederlage wartete, aber ich versuchte das Negative, von dem ich nicht wußte, wie es mal sein würde, einzukalkulieren.

Da die Positivphase schon mehrere Wochen anhielt, erwartete ich förmlich die Negativphase.

So genossen, wie in den letzten Tagen, habe ich noch nie.

6 Monate später (Pflegestation 2c)

Tagebuch

21.01.96 Christoph hat meinen Computer und den CD-Player aufgebaut.

10.40 Uhr Irmela (Sprachheiltherapeutin) ist noch nicht zurück; ich hatte frei und bin gleich an den Computer gefahren.
Ich schrieb an den Träumen weiter.
Es war 11.00 Uhr und ich fuhr mit dem Rollstuhl zu Meike (Kg-und Hippotherapeutin).

Ich war zurück. Es war fast 13.00 Uhr.

Gitti, meine derzeitige Zimmernachbarin, war auch zurück.

Ich hatte eine Einladung zu Kaffee und Kuchen von Patient Holger erhalten.

Vor dem Start dahin wollte ich noch aufs Klo.

Ich bereite alles vor und fuhr per Rolly zur Toilette und klingelte, denn ich brauchte Hilfe zum Umsetzen aufs Becken.

Es war 15.20 Uhr.

9 Monate später

Ein Brief an Birte (Krankengymnastin)

„Ich glaube, es hat psychologische Gründe, dass ich hier bin.

Hier bekomme ich alles, was ich bisher nicht oder nicht genügend erhalten habe: <u>Aufmerksamkeit</u>, in welcher Form auch immer.

Ich war zwar gerade dabei, mein Leben zu verändern. Es hat wohl noch nicht geklappt, oder ich hatte noch nicht genügend Aufmerksamkeit. Was ich habe ist, wie Frau Donker sagt, Erfahrung.

So frei wie hier, habe ich mich noch nie gefühlt. Es haben noch nie soviel Leute zugehört, was ich zu sagen habe.

Ich bin egoistischer im Denken geworden. Früher habe ich immer gedacht, ist es gut für die anderen, so wie ich handele? Heute denke ich oft: "Tut mein Handeln <u>mir</u> gut ? „

Gruß   Zebin

17.4.96 heute ging Birte mit mir bei sonnigem Wetter
das 1. Mal nach draußen.
Wir haben die Therapiestunde auf dem Rondell
verbracht.
Birte hat mir beim Gehen geholfen, sonst bin ich alleine
gegangen; mir hat es gefallen.

10 Monate später

Ich war verunsichert und ängstlich.
Ich fühlte mich unwohl auf der neuen Station. Ich wagte
niemanden zu fragen, wo ich denn nun sei.
Später, als ich der Mitpatientin Uschi davon erzählte,
sagte meine jetzige Brieffreundin, ich hatte Angst etwas
anderes zu hören, als ich glaubte zu sein.

Richtig geglaubt, dass ich im Bad Segeberger Neuro-
Zentrum bin habe ich erst, nach einem Gespräch mit
Schwester Barbara. Sie fragte mich am nächsten Tag, ob
ich nun glaubte, dass ich hier bin. Ich antwortete mit ja,
denn diese übriggebliebene Alternative war besser, als
geistig behindert erklärt worden zu sein.
Der Glaube an die Wahrheit, kam dann, durch
Vertrauen, wie von selbst.
Ich war an einem Schlaganfall in Klein-Stamm-und
Mittelhirn erkrankt, die linke Körperseite war spastisch
gelähmt vom Auge über die Schulter bis zu den Zehen,
und ich befand mich auf der Pflegestation 2c...

Alles wurde liegend im Bett erledigt, wie waschen und
anziehen, ausscheiden per Bettpfanne und manche
Therapien usw.

Der Baum

Endlich hatte ich keine Angst mehr, hinzufallen. Ich hatte ab jetzt ein stabileres Gefühl. Es war ähnlich wie bei einem Baum, der so allmählich seine Wurzeln in der Erde ausbreitet, um mehr Stabilität zu bekommen.
Ich erzählte Anke während der Kg, was ich geschrieben hatte. Sie konnte gut verstehen, was ich ausdrücken wollte.
Sie ergänzte: "Ich sei z Zt. wie ein Baum im Wind, der noch umkippt, wenn ein Windstoß kommt, das Stehen klappt nur dann, wenn es windstill ist."
Ich konnte ihr beipflichten und sagte, dass ich ihre Worte ähnlich meinem Text beifügen wolle, damit der Leser mein Gefühl besser verstünde. Sie äußerte, nichts dagegen zu haben und nebenbei waren wir die Treppe hochgegangen.

Ein Brief an Frau Pohl, Rezeption

„So allmählich finde ich es nicht mehr gut, hier zu sein. Vielleicht denke ich nachher oder morgen anders. Eben war ich beim Mittag (per Rolly), da denke ich, habe ich aus den Gesichtern der anderen Patienten gelesen, dass einige gleichgültig geworden sind. Die Meisten wissen, dass sie spätestens nach 4-8 Wochen wieder nach Hause kommen, sie wissen schon, was sie erwartet.

Lange hatte ich Angst, was mal aus mir wird; ich hatte Existenzangst. Ich konnte die Situation nicht mit meinen Vorstellungen vereinbaren".
Es ist scheußlich, wieder alles zu sehen und zu verstehen, die Wahrheit liegt mir vor Augen..
Früher, vor der Thrombose, hab ich den Menschen immer in die Augen gesehen, heute bin ich froh, dass ich nicht alles sehen kann.

Manche Leute kenne ich gar nicht und trotzdem sprechen sie mich altbekannt an."
Gruß   Zebin Gernlach

11 Monate später

Brief an Anke
(Auszüge, kurz vor der Entlassung)

„Ich glaube, du wirst mal reich und berühmt!
Berühmt bist Du heute schon, jedenfalls in meinen Augen.

Heute hab ich wieder geheult.
Entweder war es Enttäuschung über mich selbst, oder ich bin unbewußt in Panik geraten.
Bis jetzt hat es immer geholfen, wenn ich gesagt oder geschrieben habe, was mich bedrückt. Das hab ich hier

auch erst gelernt, wie so vieles, was vorher nie möglich war.
Jedenfalls macht es mir Freude, zur Kg zu kommen, auch dadurch merke ich endlich jede Woche eine persönliche, positive Verbesserung.

Jetzt ist auch der Zeitpunkt gekommen, dass ich hier weg muß.
Ich komme gern wieder, aber ich brauche auch mal eine Pause, und ich muß mein Leben ganz neu gestalten. Mit anderen Leuten usw., sonst klappt nichts."

Gruß Zebin

Besuchsverbot

Ich bat Luise und Lore, mich nicht mehr zu besuchen. Ich versuchte dies auch noch zu erklären, denn ich empfand die Besuche zunächst positiv.
Es wurde für mich aber immer mehr zum Streß. Sie kamen dann auch nicht mehr regelmäßig.
Sie überraschten mich mit Besuchen, oder ich bekam Post von ihnen.
Sie waren von meinem Verhalten oft enttäuscht. Sie hatten wohl ein anderes Verhalten von mir erwartet. Ehrfurcht und Dankbarkeit sollte ich zeigen, aber das wollte ich ihnen nicht mehr bieten.
Es war eine schwere Zeit, bis ich all das sagen konnte, aber ich fühle mich endlich wohl, erleichtert. (Dabei half mir u.a. Frau Donker mit richtungweisenden, haltge-

benden Worten)

Ich unterhielt mich mal mit Schwester Barbara. Sie fragte mich, warum ich zu dieser Zeit, wo es mir doch verhältnismäßig schlecht ginge, soviel Ärger mit Luise mache? Da sagte ich nur:

„Alles hat seine Bedeutung:

Je ablehnender die Haltung von Luise und Lore im „Anlauf" ist, je leichter ist für mich der „Sprung" zum Neubeginn ins Ungewisse (siehe: Die Matte).

Es geht mir nur äußerlich sichtbar schlechter, aber innerlich habe ich an Selbstbewußtsein gewonnen. Die Krankheit hat psychologisch eine gewaltige positive Umwandlung bewirkt, aber das negative äußere Manko (spastische Halbseitenlähmung) erhielt ich als kostenlose Beigabe dazu."

Sie fragte, ob ich mich vorher anders verhalten habe?
Ich antwortete," Ja, da hab ich immer Ja und Amen gesagt."

Jede Krankheit ist ein Alarmsignal. Sie gibt Anstoß, sich zu korrigieren und seine „verrückten" Lebensumstände zu ändern.

Langes Wochenende; lange Weile?

Es war Pfingstsamstag und ein langes, langweiliges Wochenende stand uns Patienten bevor. Es war kein Besuch da und damit keinerlei fremder Zeitvertreib.

Einen Brief schrieb ich an Frau Meyer, Mitarbeiterin des Gesundheitsamtes in Lüneburg. Ich fragte nach der Wohnung.

Mit Frank (Mitpatient aus Monstershow) war ich draußen. Zeitweise hat er mich mit seinem Elektro-Rolly durch den Klinik-Park gezogen.

Am Mittag habe ich ganz schön lange geschlafen. Eigentlich war es ein langweiliges, langes Wochenende, aber ich meide das Wort langweilig, denn lange Weile gibt es für mich nicht, dann beschäftige ich mich. Selbst das Denken ist für mich ein Zeitvertreib.

Lehre

Im Moment hatte ich auch kaum Angst. Ich nahm an, da ich schon mal kurz vor dem Tode lag, fürchtete ich nichts mehr.

Nach 3-4 Jahren änderte sich mein Angstverhalten. Je mehr ich wieder mit der Realität konfrontiert wurde, je mehr Angst (die mich vor Gefahren schützte) bekam ich auch.

Im Verhältnis zum Zeitpunkt vor der „Rettung" blieb ich aber wesentlich selbstsicherer, denn ich hatte inzwischen allerlei Mutproben durchstanden und damit gute Erfahrungen gemacht.

Ein Erfolgserlebnis reihte sich ans Nächste.

Sicher half mir dabei auch meine permanente Konsequenz.

Grundlegend waren die Träume: "Liebe Deinen Nächsten, wie Dich selbst" und „Schluß, aus, vorbei!"

Im Ersten ließ ich mir helfen, um nicht zu sterben, im zweiten half ich mir selber.
Beides ist von einander abhängig, wie negativ von positiv, oder das i-Tüpfelchen vom i.

Benutze ich eine Waage, versuche ich Gleichgewicht herzustellen. Das Ideal ist erst erreicht, wenn beide Ebenen eine Linie bilden, darum gehört für mein Gleichgewicht in die eine Waagschale <u>Hilfe</u> und in die andere <u>Selbsthilfe</u>. Ein Ausgleich wird für mein Ideal geschaffen.

Zeichne ich eine Sinuskurve geht der Weg hinauf und hinunter und kreuzt dabei immer wieder den harmonischsten Punkt, die Mittellinie. Darum sind wir am gesündesten, je näher wir dem Ideal Mittellinie sind. Die sehr gleichmäßigen Sinuskurven bedeuten Bewegungen im Leben in der Form von negativ und positiv.
Der piepsende gleichmäßige Strich auf den Monitoren im Intensivraum steht für Tod.
Die Idealbewegungen werden durch die gleichmäßigen Kurven (oder Waagschalen) dargestellt.

Selbst ein Rollstuhl hat positive und negative Eigenschaften (positiv z.B.: Mobilität, erhöhte Selbständigkeit des Benutzers, Sicherheit).

Es gibt auch Behinderte ohne Rollstuhl; z.B. Brillenträger. Sie sind in der Sicht behindert.
Es wäre toll, wenn auch ein Rollstuhl eine ähnliche Selbstverständlichkeit erfahren würde, wie eine Brille, d.h. auch ein modisches Accessoire werden würde.

Sappeln, wie ein Buch

Sprachheiltherapie
ist ja soooooooooooooooo wichtig!

Ich wachte _sprachlos_ auf !
Ich glaube, ich wäre lieber tot, als mich nicht mitteilen
zu können.

100 Muskelbewegungen erzeugen einen Laut; dadurch
können 15 Laute pro Sekunde entstehen, d.h.
50 bestehende Muskelpaare mußten zum Sprechen neu
aktiviert werden.

Zum Glück erfuhr ich erst später davon, sonst hätte ich
„die Flinte gleich ins Korn geworfen" .

Da war ja Irmela. Sie machte mich zunächst schluckreif
und kitzelte mit Stäben, Eis und Rote Beete-Saft in
Gaumen und Hals.
Erbsen, Reis und Brötchen trainierten gegen das
Verschlucken.

Nur bei dem Genuß von Sekt, Champagner oder Bier
trank ich Kohlensäure, denn diese kam in flüssiger Form
gern zur Nase wieder heraus.

2 ¼ Jahr später, Herbst ´97

Sprachheiltherapeutisch war bei mir noch Förderung
sinnvoll, deshalb bat ich meinen Neurologen um weitere
Rezeptierung.

Dieser lehnte das ab. Ich nahm an aus Budgetgründen, denn die ärztliche Begründung blieb aus.

Ich wechselte. Nach einer gründlichen Untersuchung wurde mir diese Therapie sofort verordnet.

Der Erfolg blieb nicht aus, so dass ich sogar von Fachleuten Anerkennung bekam.

Auszüge aus dem Therapieprogramm im Anfangsstadium

- **ja und nein** beantworten per Lidschlag, später per Handdruck
- **Spiegelblick** im Ganzkörperblick oder nur das Gesicht; zunächst konnte ich die Spucke nicht halten und wischte diese gerne im Tuch ab. (Intensivstation)
- **Kerze auspusten** als Mittel, den Buchstaben F zu lernen
- **Reizung** des Gaumens und der hinteren Zunge durch Eis und kitzeln mit einem Stab
- **schlucken** mit Joghurt
  Wassertropfen **schlucken**
- **trinken** meines Lieblingsgetränks Kaffee
- **essen** pürierter Kost,
  Eßtraining, erst auf der Intensivstation, nach 3 Monaten zum **Eßtraining** im Eßsaal unter Aufsicht von **Ergotherapeuten**
- **zeigen** auf der Buchstabentafel
- **Massage** des Rückens mit Massagegerät
- **Massage** des Mundes mit E-Zahnbürste von außen und innen
- Kräftigung der Zungenspitze: **Gegendruck** mit der ausgestreckten Zunge auf einem Spatel ausüben
- Wörter **nachsprechen** mit **s-st-sch**.
- **Zungengymnastik** vor der Therapie z.B. Zunge zur

Nase und zum Kinn strecken und

- an den Mundseiten innen und über die Zahnleisten außen entlangfahren.
- **Zunge**, soweit es ging **herausstrecken**.
- den Gaumen **mit der Zunge** hinten und vorne **berühren**

Gruppenarbeit:

- **Benennung** von Bildern. Fehlersuche einzelner Buchstaben
- Sätze aus einem Begriff **bilden** und **sprechen.**
- **Beziehungen** zu den Begriffen **bilden.**
- **Betonung** einzelner Wörter in einem vorgegeben Satz.
- Ballprellen = **laut sprechen.**
- Memory spielen= **Begriffe benennen.**
- **Atmung verlängern** = Atempausen in einem vorgegebenen Text markieren
- **Autogenes Training** = Entspannung einzelner Körperteile und der Atemorgane.
- Lippen unter Druck **bewußt schließen.**
- Gesichtsausdruck **verändern** , Augenbrauen **heben,**
- **Geradestellung** des Mundes durch Nachhelfen eines Fingers im Spiegelblick
- **Armschwingungen** als Rhythmusgeber fürs Ein - und Ausatmen
- tief (in den Bauch) **atmen üben** (beim autogenen Training gelang es am besten) ohne den Bauch nachzupressen.
- **Keks essen** (Krümelkontrolle)
- **sprechen** mit Speise gefülltem Mund... im Wechsel betätigen = verschlucken
mit Husten =Erstickungsgefahr

So viel Hilfsmittel wie nötig, aber so wenig Hilfsmittel wie möglich! (Ergotherapie)

Ich hatte es geschafft, Dank meiner Willenskraft und der qualifizierten Kompetenz der ErgotherapeutenInnen.

Ich lud zum Mittagessen. Bei dem heißen Wetter servierte ich auf der Terrasse.
Es gab Spargel und Schinken.
Fürs Spargel schälen klemmte ich jede Stange einzeln in mein RFSU- Fixbrett. Die Pelle ging leicht ab mit meinem Doppelschäler.
Flutsch, immer hinein in mein Spülbecken, das zum Auffang diente.
Das nächste war Kartoffel schälen. Dafür hatte ich ja meinen Ständer.
Butter erwärmte ich vorher in der Mikrowelle. Die kochte allerdings über, so dass meine Putzhilfe am nächsten Tag allerlei zu wischen hatte.
Beim Essen hielt ich den Rest heiß auf meinem Stövchen mit Kerze.
Jetzt kam die größte Mühe: Schinken schneiden.
Ich piekte wieder jede Scheibe einzeln auf die Stifthalterung meines Fixbrettes und versuchte die Trennung. Die Würfel waren zwar sehr unterschiedlich groß, aber mundgerecht.
Jetzt merkte ich, es wurde Zeit für ein Elektromesser.
Evtl. ein Wunsch zum Geburtstag ?

Der Rolly wurde zum Servierwagen umfunktioniert. Mit dieser Hilfe brachte ich alles noch heiß auf die Terrasse und konnte dort meinen ebenfalls körperlich

eingeschränkten Gästen eines meiner Lieblingsessen
spendieren.

Zum Abwaschen hatte ich zum Glück meine „Minna"
(Geschirrspüler), die Gold Wert ist.
Spülen und Trocknen per Hand hatte ich aber auch beim
Küchentraining gelernt.

Ach, war ich stolz !!!

Begonnen hatte ich mit der Mühe im Intensivbett.
Zuerst lernte ich durch die facioorale Therapie
(FOT=Training der Sprech-und Schluckmuskeln), später
wiederholtes Üben der Feinmotorik und Anwenden des
Gehirntrainings.
Nicht nur beim krönenden Küchentraining habe ich
gelernt die fast gesunde Hand sinnvoll zu handhaben und
dabei die betroffene Seite unterstützend mit einzusetzen,
sondern auch während der anderen Ergotherapien, wie
künstlerisches Gestalten, handwerkern, basteln oder
körperlichem Training des oberen Rumpfes.
Hier wurde auch der soziale Umgang mit anderen
Menschen geübt, sowie die Kontrolle über die eigene
Frustationsgrenze des Patienten gefestigt.

Ein langer und geduldiger, aber erfolgreicher Weg , der
bei mir mehrere Jahre dauerte.

Hippotherapie

Hippotherapie ist eine Form des Therapeutischen Reitens. Es ist eine vom Arzt verordnete physiotherapeutische Maßnahme in der Neurologie und wird von Krankengymnasten und Ergotherapeuten mit Zusatzausbildung für Hippotherapie durchgeführt. Dabei wird die Bewegung des Pferdes im Schritt als Therapeutikum für Patienten mit zentralen Bewegungsstörungen eingesetzt. Ziel ist dabei die Tonusnormalisierung (Tonus=Muskelspannung) und damit Lockerung verkrampfter Muskulatur, und Verbesserung des Gleichgewichtes.
Die Kosten der Hippotherapie werden nach Absprache mit den Krankenkassen, teilweise übernommen.

In der neurologischen Rehaklinik hießen sie Püppi und Jasmin, in der Heimat erst Rosita und dann Jupp. Alle sind sie liebe und treue Therapiepferde.
Während meines Klinikaufenthaltes und in der Obhut von Meike hatte ich einmal in der Woche Hippotherapie.

Zunächst bedurfte es drei Helfer, um aufs Pferd zukommen. In meiner Heimat schaffte ich schon kurze Strecken im Trab oder mitunter Ausritte mit Reitbegleitung an der Lounge,
so wie den Vertrauensaufbau zum Tier (pflegen, füttern =
Aufbau des sozialen Kontaktes).

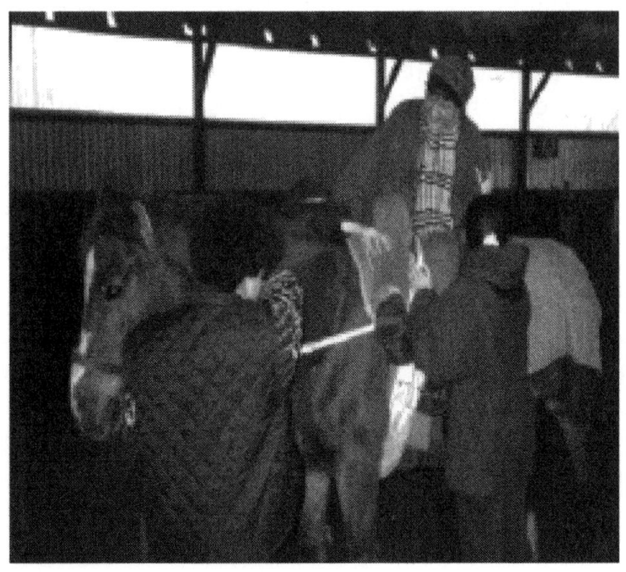

Zebin auf Püppi bei der Hippotherapie
in Kl. Rönnau bei Bad Segeberg   Winter 1995/96

Realität

Die eigenen vier Wände?

Die Spannung wuchs. Würde ich eine bezahlbare Wohnung bekommen oder nicht? Und wo?
Am Samstag besuchte mich Christoph.
Zusammen sind wir dann zur Sparkasse hier in der Nähe gefahren, um zu prüfen, ob man als Rollstuhlfahrer an einen Geldautomaten kommt.
Es war nicht mal ein Automat zu sehen!
Es ging dann ganz einfach am Neubau an der Trave; ein Supermarkt und Wohnungen mit Fahrstuhl waren darin zu mieten.

Wir hatten Glück, der Hausmeister war gerade beim Pflanzen der Grünanlagen und ließ uns eine noch freie 2-Zimmer-Wohnung.
Ich hatte ja den Rollstuhl und prüfte, ob die Wohnung für mich als Rollstuhlfahrerin geeignet sei. Es fehlten mir 2 Rampen und ich kam mit dem Rollstuhl nicht ins Badezimmer. Diese Mängel ließen sich aber ändern.

Christoph war ganz unglücklich. Er hätte mich gern dichter bei sich, zumindest in Lüneburg, er merkte, dass mir die Wohnung gefiel.

In den kommenden Tagen konnte er endlich die Wohnung in Lüneburg für mich besichtigen.
Es war von Vorteil, dass er die Wohnung in Bad Segeberg gesehen hatte; er wußte jetzt eher, worauf ein Rollstuhlfahrer bei der Wohnungswahl achtet.

Nächster Tag:
ca. 7.30 Uhr
Der „Vampir" war da. Eben wurde mir Blut abgenommen.

Christoph hat nicht angerufen wegen der Wohnung.
Nach dem Bewegungsbad und dem Duschen versuchte
ich ihn telefonisch zu erreichen.
Mir war eine Wohnung sehr wichtig, denn ich wollte
dahin entlassen werden.

Es war deshalb so nervig für mich, weil jeder fragte, ob
es mit der Wohnung schon geklappt hätte, und weil ich
keine genaue Antwort geben konnte.
Ich muß die Leute vertrösten, so wie ich glaubte,
vertröstet zu werden. So allmählich gefiel mir das nicht
mehr. Ich war vielleicht auch zu ungeduldig. Meine
ganzen Gedanken waren auf eine Sache konzentriert, auf
eine Wohnung. Wo, war mir schon egal, Hauptsache
weg aus dem Haus.

2.7.96 Seit dem Tag hatte ich in Lüneburg eine 2-
Zimmer Wohnung gemietet.

Uschi meinte, "Du kannst ja eine Durchsage im Haus
machen lassen: Zebin hat eine Wohnung."
Das wäre praktisch, aber ich ließ es.

Die guten Ereignisse häuften sich an diesem Tag.
Karl, mein Ex-Ehemann, rief kurz vor dem Abendbrot an
und versprach sein Handeln in einer gemeinsamen
Angelegenheit.

Nach dem Essen fragte mich Schwester Bettina, ob ich am nächsten Tag mit zum Griechen möchte. Morgen sei Stationsessen; die Schwestern und Pfleger würden mich einladen. Pfleger Saffet und sie würden für meinen Transport sorgen. Ich stimmte dem zu.

Sven wollte ich telefonisch am Abend zum Geburtstag gratulieren.
Es wurde ein Fiasko.
Ich rief verspätet an. Horst sagte mir, dass Sven jetzt beim Essen sei und sie zurückrufen würden. Das geschah dann auch.

Sven ist mein Lieblingsbewohner (wie ein zusätzliches Kind) aus dem Pflegeheim, in dem ich mal gearbeitet hatte. Unsere Beziehung bestand jetzt aus ähnlichen äußeren Lebensumständen. Er ist spastisch gelähmt im Rollstuhl, ich bin spastisch gelähmt im Rollstuhl.
Als ich Svens Laute hörte, mußte ich heulen. Ich legte den Hörer auf, weil ich wußte, dass das Heulen nur ohne Reize schnell endete. Es klappte.
Später erklärte ich die Situation meiner Zimmernachbarin und rief nochmals bei Sven an. Sven, Ingrid und Harald hatten die Situation schon verstanden. Ich war beruhigt, konnte allerdings schlecht schlafen, weil ich noch an das Vorgefallene und an die Wohnung dachte.

24.6.96 Das Üben machte mir jetzt mehr Freude, ich sah selber, dass alles voran ging.
Es waren die Augen, die mir noch Kummer bereiten. Ich sah schlecht und doppelt dazu. Manchmal fühle ich mich wohler, wenn die Brille ganz weg war. Weit konnte ich schon gut sehen, bloß der Nahbereich war für mich unscharf zu erkennen, wohl gemerkt ohne Brille. In der

Nähe nahm ich gerne noch die Brille, obwohl ich schneller Doppelbilder sah. Es ist hoffentlich ein Übergang und ich kann nur hoffen, dass dieser schnell vorbei ginge, damit ich dann die Brille "in die Ecke werfen" konnte.

Es wurde zwar immer besser mit dem Sehen, jedoch trug ich noch lange eine Brille.
Das Sehen ist zwar besser geworden, aber ich glaube das Sehen hat bei mir einen besonderen Zusammenhang.
Ich denke, wie in fast allem, was mich mit der Krankheit verbindet, dass ein psychologischer Grund in jeder, also auch bei meiner Krankheit, vorliegt.

Ich will das Drumrum einfach nicht sehen. Durch die Verdrängung passiert es, dass ich wirklich nicht einwandfrei sehen kann. Ebenso verdränge ich manchmal das Gesundwerden, weil ich mich erneut auf eine andere Zeit einrichten muß.

20 qm Rollfläche

13.07.96 Ich war jetzt den 3. Tag in meiner neuen Wohnung in Lüneburg.
Bis gestern war meine Tochter hier und hat mir geholfen, alle Umzugssachen so gut wegzulegen, dass mir Wichtiges in meiner Nähe hingebaut bzw. hingestellt wurde. Dazu gehören Frühstückssachen, wie Ein-Hand-Brett, Marmelade, Messer, Margarine und eine Tasse.

Den Rest hab ich mir am nächsten Morgen dann selber besorgt. Erst bin ich wie immer um 6.00 Uhr wach geworden, mit Mühe aus dem warmen Bett aufgestanden, in die Küche gegangen. Dort habe ich meinen geliebten Kaffee gekocht, Brötchen aus dem Gefrierfach im Kühlschrank geholt.

Am schwersten war es, die volle Thermoskanne zu tragen. Ich stellte sie schnell auf dem Tisch um die Ecke im Nebenraum ab. Ich war froh, dass ich endlich sitzen und damit ausruhen konnte. Dann gab es erst Frühstück.
Ich balancierte langsam zur Toilette, räumte noch im Rolly sitzend eine Badezimmer-Umzugstüte leer.
Ich merkte, dass ich vergaß, mich zu waschen. Ich putzte noch die Zähne und kam unter Mühen zum Computer.
Ich mußte erst mal gebückt und auf dem Rollstuhl sitzend, tippen.

Brief an Frank (Patient aus Monstershow)

„Hallo Frank !
Mir geht's gut, ich habe viel zu tun. Annika, hilft mir. Nebenbei hören wir CDs oder haben den FS an.
Heute gab es frische Brötchen, Kaffee und die von Meike selbstgemachte Erdbeermarmelade. - Ich bin fast ohne Rollstuhl in der Wohnung ausgekommen. Die meiste Zeit bin ich gelaufen und habe mich an den Wänden oder festen Gegenständen abgestützt. -
Hier sieht es aus. Ein Chaos. Beate (Stationsschwester 2c) würde erst mal aufräumen, aber ich denke, wir

kriegen das schon hin. - Schlafen konnte ich nur wenig. Ich hatte das Fenster auf und hörte jeden Schritt auf der Straße. Hier hallt es, ähnlich wie bei dem Stationszimmer .

Luise war gestern hier, und ich war erst ruhiger; als sie endlich um 18.30 Uhr verschwand. Ich weiß, ich bin ein undankbarer Typ, aber wenn es um Luise geht, bin ich sehr ungehalten. Na ja, irgendwie denke ich, will sie etwas gutmachen, sonst habe ich keine Erklärung für ihr Verhalten mir gegenüber.

Ich probiere alles aus, damit ich weiß, wo ich noch Hilfe brauche, z.B. Fingernägel schneiden. - Wenn es naß wird im Bad, ist es auch um so rutschiger, dann muß ich doch sehr aufpassen. Mir fällt das Aufstehen vom Boden schwer, es geht nur, wenn ich das Bett zur Hilfe habe. Zum Duschen habe ich erst mal einen kleinen Hocker genommen. Ich freue mich, wenn ich auf einem Lifter sitzen kann. So ist es doch recht wackelig.

Eben habe ich schon meine zweite Post erhalten. Darunter war eine Karte von der französischen Atlantikküste.

Richtig gesund bin ich noch lange nicht, aber ein Start ist gemacht.

Dank der Hilfe von anderen, zu denen ich hauptsächlich Ärzte, Schwestern, Pfleger, Therapeuten und nicht zuletzt die Patienten selber zähle. Ohne Familie und echte Freunde geht kaum etwas."
Gruß Zebin

14.7.96 Es war ruhig; ich habe eine CD mit Tina Turner reingelegt. Ich war seit 5.00 Uhr auf . Es war inzwischen ca. 11.30 Uhr. Annika war noch nicht gekommen. Ich habe 2 Briefe geschrieben an Hilde (Mitpatientin aus

SE) und die Ergotherapeutin, sowie Post für die DAK und das Arbeitsamt fertig gemacht...

Ich aß noch von der Pizza, die Daniela (Annikas Freundin) gestern mitbrachte. Annika hatte sie mir kleingeschnitten auf einen Teller zugedeckt in den Kühlschrank gelegt. Ich brauchte sie nur noch in der Mikrowelle warm zu machen.

Heute schrieb ich wie folgt einen **Brief an Uschi**
(Brieffreundin und Ex-Patientin aus SE).

19.7.96

„Liebe Uschi !

Ich hoffe Du bist so wie ich, gut in der Heimat gelandet? Meine Kinder haben sich viel um mich gekümmert.

Ich hatte auch mal Pech, ich hoffe, dass damit meine Pechsträhne abgegolten sei. Ich lag in der Wanne und kam alleine nicht wieder hoch. Zum Glück hatte ich immer warmes Wasser. Ich hab dann gewartet, bis meine Kinder kamen. Nach ca. 4 1/2 Std. bin ich, früher als gedacht, befreit worden. -

Der Besuch am frühen Abend sagte, "Dann bist du ja jetzt für mehrere Wochen sauber!" Wir haben gemeinsam über diesen Scherz gelacht. Bis auf das Pech vorgestern, ging hier alles gut.

So gegen 8.30 Uhr kam eine Schwester vom Pflegedienst.

Ich freue mich besonders, dass die Kg nach Bobath geklappt hat. Am 23.7.96 hab ich dort meinen 1. Termin. Die Wohnung gefällt mir sehr. Der Umzug hat prima geklappt...“

Hallo, Mitarbeiter der Pflegestation 2c!

„Da Ihr mich ja soweit aufgepäppelt habt, sitze ich im Moment bei einer selbst gekochten Tasse Kaffee und schreibe Euch. Nebenbei höre ich Radio Hamburg aus meiner Stereoanlage.

Seit gestern erhalte ich Hilfe durch Schwestern. Sie kommen 2x tägl. 1 Std.. Jetzt weiß ich Eure Schnelligkeit erst zu schätzen, denn nun dauert alles mehrere Tage, bis alle meine Fragen beantwortet sind bzw. bis ein Termin gemacht wird. Neue Geduld muß her.

Jan hat mich gleich besucht. Das er nicht mehr nach SE kam, hat er mit persönlicher und körperlicher Schwäche begründet. Ich habe ihm gesagt, er weiß wohl nicht, wie man Frauen behandelt. Ich habe ihm auch gesagt, dass ich nichts geahnt hätte, von seinem Fernbleiben und tagelang geheult habe. Jetzt habe ich das Gefühl, dass er mir hinterher läuft; jetzt wo er erkennt, dass ich mir selber helfe und wieder recht fit bin...

Nach seiner einfachen Ausrede blieb nur noch ein Adieu von mir.“

Annika

1 Monat nach der Entlassung

Annika war hier. Weil ich nicht sprechen konnte, schrieb ich ihr folgendes auf: „Ich heulte mal wieder. Da kann keiner etwas zu. Es gibt Zeiten, die kann ich nicht beeinflussen. Ich lache oder weine dann, erklären kann ich das nur so:

Ich fühl mich ähnlich wie ein Dampfdrucktopf, der Dampf ablassen muß, um nicht überzukochen. Du brauchst dir dabei nichts denken.

Wenn ich lache, schmunzeln andere nur, es fällt mir schwer, nicht zu lachen.

Es wird langsam kontrollierbarer. Ich bin froh, dass es überhaupt voran geht."

Gestern Abend stand ich vorm Sessel und habe das Aufstehen geübt. Ich habe dabei so geschwitzt. Zwischendurch mußte ich mich ausruhen und habe total erschöpft auf dem Sessel ausgeruht. Als ich meinte, weitermachen zu müssen, stand ich mit "Schummeln" wieder auf und übte. Nebenbei sah ich Olympia aus Atlanta.

Aquarell

Am 24.7.96 besorgte ich mir Aquarellfarben.

1. wollte ich schon immer Aquarelle malen.

2. was den Ausschlag zum Kauf der Farben gab, war, dass ich richtig "hungrig" auf Farben war. Ich hatte fast 11 Monate nur weiße Wände gesehen. Danach in meiner neuen Wohnung war auch alles weiß gestrichen. Die Farben brachten mir Frische ins Leben. Außerdem war es für mich auch die 1. Abwechslung und ich konnte durch das Malen meine Probleme in die Bilder hinein malen.

Die Problembewältigung fiel mir dadurch unbewußt

leichter. Die Bilder wurden farblich sehr intensiv.
Ich fragte jeden, dem ich begegnete nach seiner
Lieblingsfarbe und nach seinem Lieblingsmotiv.

Auszüge des Geburtstagsbriefes an Birte

„Ich sende das 1. Bild von meinem neuen Aquarell-
farbkasten. Ich wollte schon immer Aquarellfarben haben.
Seit gestern bin ich zur Kg in Lüneburg bei Anne Peters.
Sie gefällt mir. Wir verstehen uns gut .- Seit ca. 1 Woche
helfen mir meine Freundin und ihre Kollegen
(Pflegedienst)
2 x Tg. 1 Std. Ein Zivi hat mich gestern zur Kg gebracht.
Morgen will er mich wieder abholen. In der Kg brauchte
ich nur den kleinen Finger, den die Therapeutin mir
reichte, zum Laufen. In der Wohnung laufe ich kurze
Strecken, halte mich an den Wänden leicht fest.
Manchmal heule ich noch, weil ich die angenehme Zeit
bei Euch vermisse. Neulich bin ich ins Lachen
gekommen, dann folgte ganz blitzartig das Heulen.“

Fritz

An dem Tag bin ich erst später aufgestanden als sonst.
Es war schon 7.00 Uhr. Nach dem Anziehen war ich
erschöpft, deshalb ließ ich mir gerne das Frühstück von

der Schwester bereiteten.-
Heute hatte ich Besuch von Fritz. (Alptraum-Fitz)
Seine Frau Alma und er sollten den Transport von Frau
Steffen begleiten und auf ihr Wohlbefinden achten. Sie
saßen im Anhänger. Ich sah nur ihren Rücken und
erkannte sie nur an ihrer Stimme.
Alma und Fritz sind sehr hilfsbereit, sie stimmten sofort
zu, als man sie um Hilfe bat.

Ich hoffe, dass er gemerkt hatte, dass ich mich über seine
Anwesenheit gefreut habe.

Depressionen

Briefauszüge von Uschi
„Ich wünschte, ich könnte Dir ähnliches von mir
berichten. Du hast es vielleicht in Segeberg bemerkt; ich
kämpfte mit den Depressionen. Im Augenblick sind sie
ganz stark; ich habe zu gar nichts Lust und Mut... Ich
kann die Wohnung nicht verlassen, da wir keinen
Aufzug haben. Einmal am Tag kommen Schwestern vom
Pflegedienst. Sie waschen mich und machen mein Bett.
Ansonsten bekomme ich Besuch von verschiedenen
Freunden und Bekannten. Darüber bin ich froh, nur kann
ich leider Deine Freude dabei nicht empfinden...
Du bist ein großes Vorbild für mich! ...
Ob ich es jemals schaffen werde, Deinen Mut und Deine
Entschlossenheit zu erlangen? ...
Ich grüße Dich in großer Bewunderung.“...

Auszüge: Ich schrieb (antwortete) wie folgt:
„Nun ist aber genug gesülzt. Ich höre diese Worte bewußt auch erst zum 2. Mal ...
„Du bist eine Bestätigung für mich"...
Ich muß es ja wohl richtig gemacht haben. Es ging aber schlecht von heut auf morgen. Wenn ich zurückdenke, hat es bis zum meiner Thrombose gedauert, bis ich mich total geändert habe. Lange war ich unselbständig, ich habe nicht gewußt, was ich wollte, lange habe ich mich aus Angst angepaßt; bis ich verlassen wurde.
Es haben mich aber nicht alle verlassen, besonders die nicht, die es ehrlich mit mir meinten. Es haben mich Leute besucht, die es ehrlich mit mir meinten, manche Leute habe ich wieder nach Hause geschickt.
Darunter sind auch Luise und Lore, sie haben mich zwar gut versorgt, aber ich fand, weniger meinet Willen, als ihret Willen. Luise hatte Freude daran, mein Betreuer zu sein; bloß wie es mir dabei ging, war ihr scheinbar egal. Sie glaubte vermutlich den Aussagen der Ärzte mehr, als meinen. Aber dies ist ein Thema, über das ich lange erzählen kann.
Die Meisten glauben nicht, was ich erzähle, weil es so unglaublich ist.
Mit Depressionen kenne ich mich nicht besonders aus. Ich weiß nur, dass etwas bzw. gar nichts passiert, ohne das der/die Betroffene Einfluß auf sich hat...
Ich hatte keinen Einfluß auf Lachen oder Heulen einzuwirken.
Ich mache Sachen, auf die ich Einfluß habe.
Ich provoziere Dinge, obwohl sie mir schwerfallen, z.B. esse ich vor anderen. Ich zeige meine Behinderung. Ich sage jetzt 1 mal mehr „nein"...
Ich male z. Zt. Aquarelle, ohne zu wissen, ob sie anderen gefallen; sie gefallen mir...

Ich versuche ständig, die richtige Mischung aus Mut und Angst herzustellen...

Ich habe geheult, als ich Deine Worte las," Du bist ein großes Vorbild für mich", und als Du mir empfahlst, meine Erfahrungen weiterzugeben...

Ich hatte ca. 3 ½ Jahre an meiner Umwandlung zu tun.
Ich lebe jetzt im „open end".
Alleine schaffte ich die Veränderung auch nicht...
Ich lernte Vokabeln, die ich noch nicht kannte, wie z.B. echtes Vertrauen, wozu Offenheit gehört, Hilfe annehmen...
Vielleicht reichen meine Briefe ja aus, um Dich zu motivieren...
Ich hab mich jedenfalls sehr gefreut, als ich Deinen Brief las, und ich bin sicher, aus Deinem nächsten Brief kommen Worte, an denen ich merke, dass es Dir besser geht. Ich glaube fest daran. Ich glaube auch, dass Du es schaffen wirst, Dich so zu ändern, daß Dir Dein Verhalten gefällt...
Du hast geschrieben," ob ich es jemals schaffen werde, Deinen Mut usw. zu erlangen,,.
Du schaffst es!...
Übriges sind alle meine Worte positiv zu verstehen, selbst mein Heulen ist positiv. Es kommen Sachen heraus, die überflüssig sind (Schmutz).
Heulen ist auch eine Befreiung."...

Fohlen

Der Genesungsvorgang ist vergleichbar mit der Zeit nach der Geburt eines Fohlens bis zu seinem sicheren Gang.

Beim Fohlen geschieht dieser Vorgang im Zeitraffer im Vergleich zu meinem Genesungsprozess. Das Tier probiert nur einige Stunden, bis zu den sicheren ersten Schritten. Bei mir dauerte dieser Vorgang ca. 3-4 Jahre.
Da durch zerstörte Gehirnzellen der Schlaganfall meist sichtbare, halbkörperseitige Lähmungserscheinungen mit Spastik zeigt, ist der Betroffene oft auch im Gang eingeschränkt. Eine Rollstuhlphase beginnt.

Von etwa 200.000 Betroffenen jährlich sterben 1/3 Erkrankte.
1/3 ist leicht und 1/3 von ihnen schwer betroffen.

Ausgewrungen

Ausgewrungen wie Wäsche, so fühlte ich mich nach den Alpträumen in der Sterbeleben-Zeit.
Mein Zustand nach der Basilaristhrombose war wie feuchte Wäsche.
Mein ganzer Körper hatte den Zustand ausgewrungener Wäsche. Mein kompletter Körper war verdreht. Die Stabilität kam nur von der gesunden rechten Seite.
Links hingt der Körper noch leicht verdreht herunter.

Erst nachdem die „feuchte Wäsche" zum Trocknen aufgehängt war (Therapie), begann der Trockenvorgang. In diesem Moment befand ich mich gerade. Die „Wäsche war noch nicht ganz trocken".
Genesung und Trockenvorgang befanden sich in einem Abhängigkeitsverhältnis.
War die Wäsche trocken, war ich gesund.
Nur die Dauer der Genesung ist teilweise beeinflußbar.

Der Trockenvorgang (Therapien, Willenskraft) war abhängig von der Umgebungstemperatur.
Bei mir schien die Heizung aufgedreht zu sein, denn nach meinen Beobachtungen ging mein Genesungs-prozess zügig voran.
Die Wäscheklammern waren vergleichbar mit haltgebenden Momenten im Leben.
War dann der Luftzug die Liebe?

Die Matte

Um einen Fortschritt zu erzielen, war es (jedenfalls für mich) notwendig „aufgehängt" (Schlaganfall) zu werden.
Es war auch vergleichbar mit dem Überspringen einer Hochsprunglatte.
Äußere Umstände führen zum Absprung. Der Freiflug ist die Lähmung.
Gutes, Schlechtes und Müll (Alpträume) mußten sortiert werden.
Jetzt ist die Landung entscheidend.

Im Neuro-Zentrum fand ich die vertrauengebenden Menschen, bei denen ich den Sprung wagte.
Es war auch entscheidend, das Alte weg zutun, um das Neue beginnen zu können. Dazu gehörte auch, das Alte bekannte Urvertrauen (z.B.: Bezugspersonen) aufzugeben.
Die Latte wurde zur Grenze zwischen „Alt und Neu".
Da ich ein neues Vertrauen (weiche Matte) spürte, wagte ich den" Sprung".
Ich landete weich.
Die weiche Matte" hat einen Namen: Birte.

Trude Herr sagte:

„Kommst Du heil durch die Katastrophen, ist alles gelofen."

Birte(Krankengymnastin) fing mich! Damit war alles gelofen.

Ich brauchte Birte nur sehen oder nur zu hören, da spielten meine Gefühle verrückt.

Bei der Kg klönten wir; hauptsächlich sprach ich.
Eine Therapie verbrachten wir draußen unter uns.

Ich war ausgerüstet mit Rollstuhlutensilien und einem Handtuch. Ich benutzte es als Taschentuch, denn ich war leicht reizbar und mußte dann unerklärlich und schlecht tröstbar weinen.
An diesem Tag hatte es mich schwer erwischt.
Ich saß im Rolly, Birte saß mir gegenüber, dicht auf einer Parkbank.

Ich glaubte, heute gehe die Welt unter. Ich steckte in einem fast 20 minütigen Weinkrampf.
Ich kam mir vor, wie ein Haufen Elend, der sich viel Mühe gab, das Gehen zu schaffen, aber es klappte nicht.
All meine Schwierigkeiten jammerte ich Birte vor.
Erst als sie von Holger (Rollstuhlpatient) sprach, der auch immer wieder versuchte zu stehen, beruhigte ich mich. Ich stellte fest, es gibt auch andere, die sich abmühen. Das Weinen hörte endlich auf, die Anstrengung war gelindert.

Am nächsten Tag stand ich im großen Kg-Raum im Stehtrainer und sah die vorbeigehenden Patienten. Ich konnte es jetzt sogar ab diesem Tag ertragen, dass Holger Stehübungen machte und er sich bei mir am Stehtrainer festhielt.

Ich war in ein Umfeld geraten, dass meinen Genesungsprozess förderte, das heißt, ich brauchte mich nur blicken lassen. Viele hatten eine nette Aufmerksamkeit für mich. Ich war prominent und beliebt. Mein Ego war sehr angesprochen. Mein Vertrauen wuchs.

Ich konnte schon zurückblicken und sagen:
„Aus psychologischer Sicht hat es sich gelohnt, krank zu werden, wenn nur nicht der sichtbare Makel wäre!"

Das körperliche Manko ist unverkennbar, darum war ich auch sehr erleichtert, das ich durch den Rollstuhl Unterstützung fand.
„Es werden nicht nur die Vorteile geschenkt, sondern die Nachteile gibt es kostenlos dazu !"

Neulich hab ich einen Spruch gehört, den ich für mich passend empfand. Er lautete:
Reichtum ist erkennbar an der Armut der Bedürfnisse.
Demnach muß ich **sehr reich** sein, denn ich hatte ganz wenig Bedürfnisse.
Theoretisch benötigte ich zum Überleben Wasser und Brot und Liebe.
Praktisch aß ich Müsli, etwas Milch, Kaffee, 2 Liter Wasser, Knäckebrot, Salz, Obst und Gemüse, Sprossen, wenig Margarine, Medikamente.
Hin und wieder gönnte ich mir von meinem geringen Einkommen vegetarisches Essen gehen, denn mein Rentnereinkommen reichte gerade zum existieren.

Ohne Pflegegeld wäre Hilfe nicht finanzierbar.
Jede Außergewöhnlichkeit wurde zum Luxus.
Das Materielle war erfüllt, fehlte nur noch die Partnerschaft.

Der Topf

Um von einem alten Leben in ein Neues zu gelangen, war es nötig, alles in einen Topf zu werfen, umzurühren (Alpträume = Müll) und das wieder heraus zu filtern, was für das neue Leben benötigt wurde.
Die schwierigste Arbeit begann.
Später antwortete ich einer ehemaligen Mitpatientin, die von einem pessimistisch eingestellten Schlaganfallpatienten berichtete:

„Manchmal muß ich mich selber zur Leistung antreiben. Nach absolvierter Leistung (z.B. Dreiradfahren statt mit dem sichereren E-Rolly), bin ich zwar froh, alles heil überstanden zu haben, ebenso froh bin ich auch, die Leistung vollbracht zu haben. Dadurch hab ich auch oft Erfolgserlebnisse und ich denke, das ist neben Vertrauen wichtig, um Selbstvertrauen aufzubauen zu können. Man muß viel tun für Erfolgserlebnisse.“

Nun war ich sehr aktiv und relativ junger Mensch für einen erlittenen Schlaganfall, aber Selbstbewußt kann jeder werden.

Ich besuchte seit mehreren Monaten eine neue Sprachheiltherapeutin. Sie berichtete auch von resignierenden Patienten und freute sich mit mir zu arbeiten, da ich fröhlich und interessiert in die Welt blickte.
Die Depressionen der Patienten waren normal. Ich nahm an, die Erkrankten verglichen sich zu sehr mit ihrem früheren Leben und dann erinnerten sie sich immer an ihr vergangenes Können.
Sie sollten den Spieß umdrehen, und sich an ihre schlechtesten Zeiten erinnern, dann könnten sie sich neutraler vergleichen.
Und durch Erfolgserlebnisse, würden sie wieder zufriedener (auch kleinste Errungenschaften sollten zählen z.B. ein winziger Muskel bewegt sich wieder minimal).
Man sollte sich vor Augen halten, dass es nur besser werden konnte, denn ganz unten war man doch schon.
Ich gab zu, manchmal vergliche ich auch altes und neues Leben.
Das lag wohl auch an der langen Dauer des „ Filterns “ (3 ½ Jahre), dass brauchte viel Zeit zum Neuaufbau.

Birte betreute oft Patienten in ihren Therapien, bei denen sie feststellte, dass diese keine Eigenverantwortung mehr tragen. Sie hatte mit ihnen viel Mühe und manchmal war diese sogar vergebens, denn die Patienten hatten ihre Verantwortung z.B. in die "Hände" von Ärzten, Therapeuten, oder Partnern abgelegt. Oft waren dies resignierende Patienten, sie ließen sich gern „versorgen". Erfolgserlebnisse fehlten, und dadurch blieben Selbstwertgefühle und damit eine Genesung aus.

Behinderung vereinfachte ja nicht die Lebensumstände. Da halft nur ständiges ausprobieren und verbessern. Bewältigungshilfe fand ich auch oft, wenn ich mir positive Eigenschaften vor Augen hielt, die z.B. sind: Streß und arbeitsarmes Leben, finanzielle Vergünstigungen, teilweises Entgegenkommen der gesünderen Mitbürger, super ärztliche Versorgung.

Unpraktisch sind für Rollstuhlfahrer, z.B. Stufen und Türen oder Diskriminierung, usw. (Der Katalog der Hindernisse würde ein eigenes Buch füllen).

Mit dem Vertrauen hatte ich nun Glück.

Es gehörte zum Neustart auch dazu, alles "in den Topf" zu werfen.

Das am meisten Ungewisse war die Zukunft, aber ohne ins Wagnis zu gehen, kam man nicht voran.
(Wer nicht wagt, der nicht gewinnt !)
Ich riskierte sogar die Beziehung zu meinem „sichersten Halt", meiner Vertrauensperson.

Die, die besonders heute um mein Wohl bemüht waren,
sind meine Kinder Christoph und Annika.

Freunde

Ich hatte Glück, denn ich verstand mich mit vielen
Leuten vom Personal in der Klinik. Es waren mir
sympathische Menschen um mich herum, die meine
Ziele unterstützten und mich förderten.
Ich hatte kaum Probleme, auch nicht mit dem
Reinigungspersonal oder dem Küchenservice. Sogar mit
den Leuten von der Rezeption hatte ich keine Sorgen. Im
Gegenteil, alle waren freundlich zu mir, und sie blieben
so, obwohl ich mit ihnen lange auskommen sollte.
Ich war fast 11 Monate im Krankenhaus.

Die Leute um mich herum verstanden mich sofort.
Zunächst sprachen sie aus, was ich sagen wollte, später
erlangte ich genügend Selbstbewußtsein, dass ich selber
für mich sprach.
Mein Hilfsmittel war zunächst aufzuschreiben, was mich
bedrückte.

Birte sagte mal zu mir, weil ich so direkt sprach. "Bevor
du nicht flüstern kannst, schreib es lieber auf. " Ich sagte
Worte zu ihr, die nicht jeder hören brauchte, ich sagte ihr
nämlich, wer sie liebe. Das war etwas, was sie noch
verbergen wollte. Ansonsten fand ich sie frech, lieb
frech. Sie war noch jung (ca. 24), Löwe von Stern-

zeichen und sie versuchte nur, sich in dem Haufen von Therapeuten durchzusetzen. Mir gefiel sie sehr.

Vertrauen

Inzwischen hielt ich mich schon mehrmals in der Klinik zur Reha auf und der Grundtenor Vertrauen und Anerkennung war geblieben.
Ich war ein gern gesehener Gast und inzwischen konnte ich zu vielen Mitarbeitern und Patienten eine persönliche Beziehung aufbauen. All das half sehr viel.

Was förderte bzw. zerstörte Vertrauen bei mir:

fördert:
- sich wohl fühlen
- Interesse
- Sympathie
- Ehrlichkeit
- Verantwortung
- Offenheit
- Zuverlässigkeit
- Loyalität
- regelmäßiger Kontakt zu anderen Menschen
- Anerkennung
- Wertschätzung meiner Person und meines Eigentums
- Einhaltung von Versprechungen
- Fachkenntnis
- Aufmerksamkeit

- Sicherheit
- Gleichberechtigung
- Entspannung
- vorrangige Einsatzbereitschaft

zerstörte:
- negative Form der o.g. Eigenschaften
- Erniedrigung
- Routine

Rote Schuhe

Während meiner zweiten Reha begegnete mir Wolfgang. Ich war verliebt, darum freute ich mich auch besonders, dass ich ihn täglich zum Gedankenaustausch an seinem Computer besuchen konnte.
Er konnte wegen eines Schlaganfalles nicht sprechen, außerdem saß er wegen einer Lähmung auch im Rollstuhl. Später wurde er zusätzlich noch Dialysepatient.
Er lud mich zu seinem 50. Geburtstag nach Hamburg ein.
Ich sagte die Party kurzfristig ab und schrieb deshalb wie folgt:

Rote Schuhe waren für ihn markant,
nicht nur daran hab ich ihn gleich wiedererkannt,

Wolfgang und ich begegneten uns auf der 2c während
der Kur,
ich vermißte so sehr seine roten Schuhe.

Er erklärte mir, die wären verschlissen,
ich werde sie noch lange vermissen!

Wolfgang war auch ein Schleckermaul,
drum war er nicht faul,

er war, wie immer, ganz fleißig,
er fuhr auch nicht mehr als dreißig,

dass, was er sich täglich gönnte, waren Kaffee und
Torte,
hat er dabei eine Lieblingssorte?

Er ist immer ganz stolz an uns vorbeigefahren,
er brauchte für den Transport nicht etwa einen Karren.

Er transportierte per Tablett die Sachen auf seinen
Knien,
uns blieb nur ein neidvoller Blick und wir ließen ihn
ziehen.

Von 17-18.30 Uhr trafen er und ich uns am Computer,
sonst war auch alles in „Butter";

um das zu überprüfen, kontrollierte uns Doreen,
Patientin Frau Schmidt taufte sie Natreen.

Den Wassernachschub besorgte Schwester Mute,
wenn sie kam, zogen wir immer eine „Schnute".

Unter all den Briefen sendete Wolfgang eine Einladung
zur Geburtstagsfeier,
ich wollte ihm etwas schenken, nur keine hartgekochten
Eier.

Ich malte ihm diese Blüte als Geschenk,
ich hoffe, dass sie lange als Erinnerung an seiner Wand
fest hängt.

Herzliche Glückwünsche sendet   Zebin

Aufbewahrt habe ich unsere täglichen gesendeten Faxe..
Leider verstarb Wolfgang im Sommer 1998 während
einer OP.

Freitag der 13.

Es war kein Pech - oder Unglückstag, sondern für mich
ganz das Gegenteil, ein Glückstag.

Dieser besondere Tag bedeutete in meinem früheren
Leben „*Freien Eintritt*".

Ich war im Kasino. Dort konnte ich den Alltag
vergessen; es war eine wunderbare Entspannung, die
andere in der Sauna erreichten.
Ich fühlte mich wohl. Ich konzentrierte mich nur noch
auf Zahlen und vergaß dadurch alles Unwichtige andere.
Sogar kleine Gewinne entstanden. Eine wunderbare Zeit,
die ich erneut anstrebte.

Heute dachte ich wieder daran.
Ich wollte wieder ins Kasino und beschloß, dies sollte auch aus dem Topf (siehe Abschnitt Der Topf) geholt werden.

Das Unvermögen, noch nicht gehen zu können, hielt mich davon ab. Mit Rollstuhlstütze hätte ich das wohl schon geschafft, aber der Rolly brachte andere, neue Probleme. Es sollte so sein, dass ich ohne Nachzudenken laufen konnte.

Der heutige Freitag der 13. verlief total anders. Es passierte viel.
Er kann auch total entgegengesetzt, ohne wesentliche Entspannung sein.

Ich stellte mir den Tag, gemischt mit Erfahrungswerten, nicht so produktiv vor.
Zu der Meinung neigte ich schnell, denn ich stand schon mit einem Gefühl auf, dass solch einen arbeitsreichen Tag nicht ahnen ließ.
Zu meinem normalen Tagesablauf (Waschen, Frühstücken, Reittherapie, Mittag, Gruppentreffen)
schaffte ich noch Einkaufen, Briefe schreiben, Telefonate und auch noch Kg-Hausaufgaben. Zwischendurch hatte ich Fs- und CD-Pausen.
Ich war kurz vor Beginn der Regel, da war ich immer sehr schaffensreich.

Kein Kasino-Tag, aber auch kein Unglückstag.

Gewißheit

Juni 1998: Ein Familienangehöriger war zu Besuch.
Erst besprachen wir Allgemeines (Tagesordnung usw.).
Die Zeit wurde knapp, er wollte schon los, da erzählte er
von den Anfängen meiner Krankheitsgeschichte.
Ich war ja im Sterbeleben und konnte mich nicht äußern.
Es stand schlecht um mich, ich rang mit dem Tode.
Die Ärzte meinten zu meiner Mutter und meinem Sohn,
sie sollten sich auf eine Beerdigung meinerseits
vorbereiten.

Meine Alpträume waren nicht nur Phantasien !
Einiges bestätigte meine Zweifel, z.B., dass ich tot
gesagt worden war.

Ich hatte die Wahrheit nie wissen wollen und daher auch
nie nachgefragt.
Jetzt, nach fast vier Jahren bekam ich die Bestätigung.

Ich empfand alles wie im Film oder wie im Roman.
Alles hatte letzten Endes eine Erklärung.
Einiges war Müll und einiges nicht.
Meine Mutter handelte so, wie die Prophezeiung der
Ärzte war und verhielt sich so mir gegenüber.
Sie hatte den Spruch:
„Totgesagte leben lange" nicht bedacht.

Post von der Geschäftsleitung

Ich schrieb an die Geschäftsleitung des Neurologischen Zentrums und erhielt folgende Antwort:

Sehr geehrte Frau Gernlach,

mit großer Freude, aber auch mit stiller Zufriedenheit, habe ich Ihren lieben Brief gelesen.
Ich bin aus zweierlei Gründen sehr glücklich über Ihren Brief.
Zum einen, dass Sie unser Haus so positiv bewerten, unser Bemühen um die Patienten so wohlwollend anerkennen und die fachliche Kompetenz solch gute Ergebnisse erzielt.
Zum anderen entnehme ich Ihren Zeilen, dass Sie gut motiviert und optimistisch wieder in die Zukunft schauen; und darüber freue ich mich ganz besonders.
Wir haben im Haus Ihren schweren und langen Genesungsweg verfolgt und Ihre Kraft und Ihren Willen bewundert. Jeder kleine Fortschritt, den Sie sich erarbeitet und erkämpft hatten, war Ansporn für unsere Mitarbeiter, noch mehr zu erreichen.
Als wir Sie dann entlassen konnten, waren alle, die mit geholfen und Ihren Weg verfolgt hatten, sehr glücklich über das Erreichte.

Mit besten Wünschen für die Zukunft und nochmals herzlichen Dank für Ihren lieben Brief

Ihre Marlies Borchert   Geschäftsführerin

Locked-in-Syndrom

Ich lebte jetzt bereits über drei Jahre nach dem Schlaganfall und das nicht immer als Pflegefall.
Es zeigten sich erhebliche Fortschritte, die ich besonders während meines letzten Reha-Aufenthaltes in dem Segeberger Neuro-Zentrum erlebte.
Besonders wertzuschätzen wußte ich diese Erkenntnis, als ich erfuhr, dass zusätzlich noch die Diagnose Locked-in-Syndrom (Totallähmung) bei mir diagnostiziert worden war.

Ich bekam einen Schreck, denn ich hatte gerade einen Bericht eines Locked-in-Syndrom-Patienten, der diese Phase nicht mehr verließ, gelesen.
Er konnte sich nur über die Bewegung eines Augenlides verständigen und war sonst am ganzen Körper gelähmt.
Er starb ein halbes Jahr später.

Ich stellte mir diesen fast leblosen Zustand bei mir vor.
Da wußte ich meine fast gesunde rechte Körperhälfte zu schätzen.

Eilos und salzarm

Eine besondere Beziehung konnte ich während einer erneuten Kur zu den Mitarbeiterinnen im Speisesaal aufbauen.

Meine starke Zuneigung äußerte sich nicht nur durch meine poetische Ader, ich formulierte ihnen wie folgt einen Vers:

Für die Mitarbeiter im Speisesaal

„Wir sind ja noch nicht verwandt,
sonst hätte ich bestimmt einige beim Vornamen genannt.

Die Meisten von Ihnen kennen mich von Anfang an,
es ist erstaunlich, was ich bei Ihnen jetzt schon kann.

In diesem dritten Jahr kam ich stolz in den Eßsaal hereinspaziert,
hin und wieder wird der Anblick mit Rolly oder Stock kreiert.

Frau Klause erkannte mich kaum,
vorher sah sie mich flitzen nur per Rolly durch den Raum.

Bei Frau Robert fing der Morgen in der Eßtherapie an,
meistens beim Umsetzen, lachte ich, so laut ich kann.

Nicht nur zu Sylvester machte Moni Tolle ihre Späße,
mitunter glaubte sie, dass ich die Uhrzeit vergäße,

sie öffnete die Speisesaaltüren erst pünktlich zur Essenszeit,
war unser Magen auch noch so weit.

Ein freundliches, spaßiges Wort wechselten wir täglich,

ohne Frau Bruse wäre der Aufenthalt hier für mich
unerträglich.

Meine labilen Affekte brachten mich mal ganz bitterlich
zum Weinen,
Frau Bruse rettete mich durch Rausschieben aus dem
Saal und ließ damit für mich wieder die Sonne
„scheinen".

Sie befreite mich von dieser Blöße,
es waren nicht etwa nur Klöße!

Sie steckte mir mal zu Knäckebrot, Äpfel oder
eine andere Leckerei,
mein Wohl war ihr nie einerlei.

Silberfuchs wurde sie von einem Patienten kreiert,
von mir wird sie die Emsige, die Akkurate tituliert.

Frau Breese eilt von Tisch zu Tisch,
sie dachte, dass sie bloß für Frau Gernlach „geschnitten"
erwischt.

Alle vom Personal haben für mich ein offenes Ohr,
drum singe ich so geballt wie ein Chor.

Bei dieser super Versorgung purzeln keine Pfunde,
ich halt es hier sehr gut aus, in dieser lustigen Runde!

Im Laufe der Zeit wanderte ich mit dem Platz durch den
ganzen Saal,
ich aß bei jeder Mitarbeiterin die Platten oder Teller fast
immer ganz kahl.

Ich landete bei Frau Postelmann und später bei Frau
Klasen,
auf den Tischen standen nur noch keine Blumen in
Vasen!

Dafür finden wir Wasser in weißen und grünen Flaschen,
wird mal gekleckert, werden die Decken sofort
gewaschen.

Reinhaltung ist hier sowieso oberstes Gebot,
dafür erhalten alle ein dickes Lob.

Selbst meine Kinder sind hier schon bekannt,
in diesem wunderschönen Schleswig-Holstein-Land.

Die Meisten sind mir durch ihr Auftreten ein Begriff,
ihr Geschick läßt sie erledigen die Dinge mit einem
Griff.

Gern laß ich mich im Speisesaal verwöhnen,
denn hier kenne ich nur gute „Seelen".

Bad Segeberg, Neurologisches Zentrum
11. Oktober 1998 Zebin Gernlach"

Eine Tüte Lakritze

Es geschah während eines erneuten Reha-Aufenthaltes,
am Sonntag 11.10.98:

Ich bekam die für mich 1. spürbare Chance, wieder mal zu zeigen, zu welchen hilfreichen Taten ich durch Bewegung ohne Hilfsmittel schon fähig war.
Im Flur am Tisch trafen einige Patienten zum Nachmittagskaffe per Rolly ein. Frau Fisch (Schlaganfall und stark seheingeschränkt) meckerte heftig über das Verhalten von Frau Schlau beim Essen. Das wurde zu ihrem Bedauern gemeinsam auf der Station einge-nommen.
Frau Fisch machte den Eindruck, dass sie sich vernachlässigt fühlte.
Ich bekam Mitleid, denn ich erinnerte mich daran, welche Wünsche ich mal hatte, die unerfüllt bleiben mußten.
Frau Fisch wirkte so lange auf mich ein, bis ich ihr bereitwillig und stolz eine Tüte Lakritzschnecken besorgte.

Gierig, sogar per Zähne, öffnete sie die Tüte und begann zu naschen, um, wie sie sagte, mal einen anderen Geschmack zu erhalten.
Ich war sehr stolz, weil ich gehend schon solche Kleinigkeiten für andere erledigen konnte.
Da ich keine Schnecke angeboten bekam und mir langweilig wurde, machte ich mich auf den Weg ins Café. Dort war um diese Zeit viel los.
Für schaulustige Patienten gabs ein wenig Abwechslung.

Dort traf mich Schwester Bettina von der eben berichteten Station.
Die Ernüchterung über meinen Stolz folgte prompt.
Bettina klärte mich über Frau Fisch auf:
"Sie ist Diabetikerin und besitzt kein Sättigungsgefühl."

Hatte ich mich reinlegen lassen !!!

Ich war erstaunt, dass wehleidiges Klagen solch falsches Verhalten auslösen kann und dieser Charakterzug von Mitmenschen so ausgenutzt wurde. Dadurch wurde die ganze „Zunft" geschädigt.
Man mußte aufpassen, dass man nach solchen Erlebnissen den Glauben an das Gute im Menschen nicht verlor.

„Lügendetektor"

Der Schlaganfall bewirkte auch, dass ich labil in meinen Affekten war.
Jede Gefühlsregung wurde durch Lachen bzw. Weinen geäußert.
Jeder konnte meine Stimmung am „Lügendetektor" erkennen.
Mir war das sehr peinlich, besonders wenn mir das hemmungslose Heulen in aller Öffentlichkeit passierte, denn ich hatte keinerlei Einfluß auf meine Gefühlsäußerungen. Ich mußte mich „präsentieren".
Hatte ich Frust, oder war mir etwas körperlich zu anstrengend, brüllte ich hemmungslos los.

Meistens äußerte ich meine Gefühle oder Gedanken durch lautstarkes Lachen.
Lachte jemand mit, konnte ich gar nicht stoppen, da halft dann nur der Stop durch den Schwenk zum Weinen. Ich zog die „Notbremse."

Einmal passierte mir diese Geschichte:

Die Sport-Reha-Gruppe war zum Hochzeitsempfang im Sportvereinsheim MTV von Vera, der Gruppenleiterin, eingeladen.
Im Stadtbus dahin traf ich die ehrenamtlich arbeitende Betreuerin Marianne (ca. 70 Jahre).
Ein Kind, ca. 4 Jahre, saß dicht bei mir im Bus.
Es beobachtete, wie die (mal gängige) Busrampe ausfuhr, wie ich darüber in den Bus gelangte, wie ich im Bus dicht neben ihm mit dem E-Rolly parkte. Es befragte die Mutter, was das sei? Die Mutter deklarierte mich als Frau im Elektrorollstuhl (am Telefon bin ich männlich, weil meine Stimme so tief ist).
Diese Situation hatte ich schon öfter erlebt und war deshalb überhaupt nicht verwundert.
Im Sportheim standen wir in der Schlange und warteten geduldig, um endlich zum Brautpaar vordringen zu können, um zu gratulieren.
Jugendliche drängelten in Richtung Brautpaar durch die entscheidende Tür.
Je näher wir kamen, je mehr beherrschte mich ein Gefühl von Rührung. Ich mußte heulen.
Ich zerrte ein Papiertaschentuch aus meiner Jackentasche und aus der Verpackung.
Ich versuchte das Heulen zu unterdrücken, aber es wollte nicht enden, im Gegenteil, es wurde immer heftiger je mehr ich dagegen an ging.
Die Betreuerin tröstete mich und nahm mich in den Arm.
Für kurze Zeit beendete ich das Heulen, aber jede Kleinigkeit löste erneut das Heulen aus. (z.B.: ein Blick)
Ich schämte mich sehr, weil ich mich nicht so vor anderen zeigen wollte, aber ich sah keine Möglichkeit, das Heulen irgendwie zu beenden, es beherrschte mich.

Ich fühlte mich sehr stark beobachtet und wollte mich verstecken, aber das war nur bedingt möglich (z.B.: Arm vorm Gesicht).

Kein Versuch zeigte Wirkung.

Wir waren dran.

Ich brachte vor Rührung und Heulen kein Wort raus. Ich bekam kaum Luft.

Von der Braut Vera sah ich mit der von Tränen verschmierten Brille wenig. Sie trug ein hellblaues, langes, schlank geschnittenes Brautkleid, aber keinen Kopfschmuck.

Sie lächelte und fragte: „Bist Du traurig ?"

Ich konnte nur mit dem Kopf schütteln.

Sie wollte mich trösten, nahm meinen Kopf in den Arm.

Weil das auch nicht half, fragte sie, ob ich erst mal zu den anderen nach nebenan wolle. Ich nickte und fuhr weiter.

Es wurde so eng, dass ich nur bis zum nächsten Stehtisch kam. Dort stand für mich schon ein Teller mit Häppchen.

Ich verließ den Rolly und stellte mich an den Tisch. Neben mir stand eine junge Frau. Sie versuchte mich durch Ablenkungsmanöver weiterhin ruhig zu halten. Sie besorgte mir auch O-Saft.

Ich dachte, ich hätte mich jetzt im Griff, für eine Weile schaffte ich das ja auch. Ich aß und trank stehend.

Mich sprach noch der Gruppenleiter an. Er erkannte mich von der Weihnachtsfeier. Er setzte sich dann wieder, um zu essen, denn er hatte sich Nachschub geholt, als er an mir vorbei kam.

Später ist mir aufgefallen, dass ich dem Mann als Erstem gestanden hatte, dass es mir schlecht ginge. Er fragte nach einer Begründung. Ich antwortete: "Hier sind so viel Leute."

Endlich wurde Platz geschaffen.

Ich nutzte die Gelegenheit, um zu verschwinden.

Ich fragte noch Helmut, einen Rollstuhlfahrer, ob ich ihn etwas weiter schieben dürfe. Nachdem er dies erlaubte, tat ich das.

Endlich war der Weg nach draußen frei. Ich setzte mich in den E-Rolly und verschwand.

An der Bushaltestelle mußte ich warten.

Ich kannte die Gegend genau, denn ich hatte in dem Haus hinter der Haltestelle zuletzt gearbeitet.

Es war leer in dem Buswartehaus.

Da ging es wieder los, ich heulte erneut. Ich wollte die dazugehörenden Laute und den Gesichtsausdruck unbedingt unterdrücken.

Ich verstand auch gar nicht, dass ich die Gefühlsausbrüche immer noch nicht im Griff hatte. Mir war es jedenfalls sehr peinlich.

Selbst im Bus hatte ich mich nicht unter Kontrolle. Zum Glück brauchte ich nur kurz heulen.

Ich war jetzt schon fast zu Hause, da passierte es wieder, Mitten auf der Straße. Heul, heul heul.

Sogar eine Frau sprach mich an und bot ihre Hilfe an. Ich konnte nicht antworten, lediglich mit dem Kopf schütteln. Die Frau ließ mich in Ruhe.

Inzwischen war ich vor der Wohnungstür. Ich sagte zu mir, hast du die erst mal hinter dir, dann kannst du heulen, so laut und so lange du willst.

Mir erging es ähnlich, wie jemandem, der aufs Klo möchte, in Panik geriet und in diesem Moment der Eile die Tür klemmte bzw. schwer aufging.

„Die Hose wurde naß.“

In der Wohnung heulte ich mich erst mal richtig aus, dies hielt ca. ¾ Std. an.
Den noch anstehenden Termin („Reden ist Gold"-Gruppentreffen) ließ ich ausfallen.

Um 16.00 Uhr besuchte mich Gerhard aus der Gruppe. Wir sprachen über den Vorfall. Mich wunderte, dass ich das konnte, ja sogar leises Heulen war möglich. Gerhard ertrug mich und stufte das Heulen nebensächlich ein.
Die Hemmschwelle, vor anderen zu heulen, war durchbrochen, ich konnte meine Schwäche zugeben und zeigen.
Wir versuchten noch, den Auslöser für mein Verhalten zu finden.

Ich zeigte eine Aufzeichnung meinem Hausarzt, der auch gleichzeitig Psychotherapeut ist. Er meinte:
„Ich möchte auch Kleider, wie die Frauen tragen und weiblicher sein."

Good + good = great

Nicht nur seine Namensverwandtschaft zu James Dean prägte ihn, sondern hauptsächlich seine einzigartige krankengymnastische Therapieform.
Charles ist Engländer, Krankengymnast, Lehrgangsleiter und der Freund von Krankengymnast Holger aus dem Segeberger Neurologischem Zentrum.
Ich glaubte nicht, dass ich noch (besonders auf diesem Wege) eine neue englische Vokabel lernen sollte.

Während der Reha in Bad Segeberg:
Dort bekam ich die Einladung, als Patientin an einer Fortbildung (Initive Handling in neurological Patients, hauptsächlich auf Bobath- und Cranio-Sacrale-Therapie aufgebaut) teilzunehmen.
Ich fühlte mich sehr geehrt und nahm natürlich teil.
Charles zeigte seine Therapie an mir.
Er sprach nur englisch und deshalb bot sich Holger für die Übersetzung an.
Da mir die Therapie zusagte und ich auch mal gern englisch sprechen wollte, sagte ich öfter good und very good zu Charles, bis er antwortete: „good + good = great.“

Meinen Eindruck konnte ich nicht gleich formulieren und so hielt ich (eine ½ Std. später) schriftlich fest, was für mich an der Therapie so great war.
Ich schrieb ihnen wie folgt:

An Holger
Krankengymnastische-Abteilung

Das bewirkte bei mir die Therapie durch Charles am 26.9.98

- ich war sehr aufgeregt (4 Std.), hatte Bauchschmerzen wie vor einer Prüfung

- ich hatte das gleiche Gefühl, als wenn ich streßgeplagt (Ohnmachtsgefühl) mit Wut im Bauch von meiner Chefin kam

- ich war kurz vor dem Platzen, so dass diese Wut damals nur über den Umstand der Basilaristhrombose heraus durfte

- dieses Mal konnte ich den Stau durch die Therapie abbauen

- ich empfand jede Äußerung von mir als sehr mutig und bin froh, es getan zu haben

- das gelingt nur bei völliger Entspannung in dieser beobachtet werdenden Situation

- jede kleinste Ablenkung (z.B. summender Brummer an der Decke) brachte meinen „Lügendetektor" in Gange
- (Auslöser wie bei der Spastik; unbeeinflußbar)

- so ließ ich meinen Bauch noch nie bewußt entspannen, das funktioniert auch nur in einer Vertrauenssituation

- die Bauchschmerzen waren verschwunden (Entspannungsseufzer)
Sogar die Gedärme waren stark entspannt, so dass ich kurz vor dem Luftlassen war

- die linke gelähmte Hand entspannte immer mehr, wurde warm, und mir so unwichtig, dass ich spürte, dass sie sich öffnete und damit die Spastik verschwand.
Sie entspannte zunächst auf dem Bauch liegend, und später nach dem Drehen ruhte die Hand auf der Bobath-Bank, wie sie wollte

- die Verspannungen in Schulter und Oberkörper (Rücken) lösten sich,
der Schmerz ließ nach

- ich erhielt mehr Selbstvertrauen,
weil ich diese für mich bloßstellende Situation durchgeführt und gemeistert hatte
und somit konnte ich einfacher in die Augen der Zuschauer sehen.

- der Tremor (Uneinigkeit von hirngesteuerten Muskelimpulsen, äußert sich durch Muskelzuckungen) in der spastisch (überspannte Muskeln) gelähmten linken Körperhälfte, blieb wegen Entspannung und Nichtreizung total aus.

- insgesamt erhielt ich über den Weg der muskulären Entspannung ein höheres Selbstwertgefühl

die Teilnahme war sehr sinnvoll und ich bin froh, dass ich den Spruch:
„Wat de Buer nich kennt, fritt he nicht", ignoriert habe.

danke, dass ich mit ausgewählt wurde.

Great!

PS. Ich konnte den Blick von Charles nicht eindeutig klassifizieren, war er:
- fragend (Sprache – Übersetzung),
- beobachtend,

- schmerzausdrückend (sein Knie zwickte),
- fasziniert,
- oder war es ganz schlicht sein persönlicher Blick?

Körperliche Wirkung:
1. Nacht
   schlaflos, mit starkem Tremor mit zeitweiligen Krämpfen
   im gelähmten Bein.
2. Nacht:
   ruhiger, entspannter Schlaf.

Travemünde

Es gab Zeiten, wo das Laufen überhaupt nicht absehbar war, und ich sehr verunsichert blieb, in denen ich mir eine konkrete Diagnose wünschte.
Ich hätte lieber die Diagnose "Querschnittsgelähmt" gehabt, denn dann hätte ich klipp und klar gewußt, wie weit eine Reha möglich ist.
„Würde ich jemals schaffen, wieder Laufen zu können?"
Diese Frage quälte mich sehr, denn ich frage die Fachleute lieber nicht, denn dann bestand ja auch die Möglichkeit der Verneinung und das wollte ich ja gar nicht hören, dann quälte ich mich lieber mit der Ungewißheit.

Heute bin ich froh, bisher nie gefragt zu haben. Somit hoffte ich von Beginn an, an eine Rehabilitation.

Mein Traum erfüllte sich sogar mal. Ich stand tatsächlich wieder barfuß im Strandsand.
Ich war so erfreut, dass sogar ein Foto davon existiert.

Mein jetziges Ziel war, dieses ohne Festhalten zu schaffen.

Ob es im Sommer 1999 wohl klappt?

Alltag

Ich hatte heute einen Sprechstundentermin bei meinem Hausarzt. Er besitzt die Praxis im ca. 2 km entfernten Nachbarort.
Ich nahm die Tortur per Bus und E-Rolly gern in Kauf, denn ich hielt mich gern dort auf.

Ins Wartezimmer kam eine Mutter mit ihrem ca. 2-jährigen Kind.
Normalerweise liebte ich den Umgang mit Kindern, den ich seit der Thrombose aber lieber mied. Der löste Gefühle aus, so dass mein Schamgefühl aktiviert wurde und ich lachen oder heulen mußte, also mein Lügendetektor ansprang.
Außerdem war es für mich schwierig zu akzeptieren, dass ich in der Öffentlichkeit von einigen Leuten mit der Entwicklung eines Kleinkindes verglichen wurde. Einigen Kindern wird eine gewaltige Schwäche im Gegensatz zu Erwachsenen angedichtet. Sie werden ständig getestet und verglichen. Das niederschmetternde

Ergebnis läßt sich ahnen: Sie werden nicht für „voll genommen", und dieser Vergleich wurde auf mich übertragen. Ich mußte ständig beweisen, dass ich mit Kindern nicht vergleichbar bin, sondern „voll" bin.

Rollstuhl fahren wird leicht mit Schwachsinnigkeit in Zusammenhang gebracht.
Das Problem mit Rollstuhlfahrern wird schnell gelöst, indem man sie unbeachtet läßt, denn viele Menschen fürchten eine „Ansteckungsgefahr".
Wie die Menschen wohl reagieren, wenn ihnen Arnold Schwarzenegger im Rollstuhl begegnet?

Die Kinder stellten den direkten Vergleich zu meinen Fortschritten dar. Noch erniedrigender; ich erlebte immer bei ihnen, dass ich wie ein Kind wieder laufen lernen mußte und nicht konnte.

Und heute stand der Rolly mit mir aus Rangiergründen mitten im Raum. Ich hatte das Gefühl, jeder starrt mich an.
Was sollte ich tun? Ich konnte doch nicht laut losbrüllen! Ich vergrub meinen Scham im Bauch und beobachtete das Kind.
Es verfolgte mit seinen Augen die Fische im Aquarium, kletterte auf Mutters Schoß umher und was immer wieder neu konfrontierte: Es lief !
Endlich wurde ich aufgerufen.
Bloß weg hier, jetzt nur noch den E - Rolly durch die enge Tür manövrieren.

Zur Entspannung half nur tiefes Ein-und Ausatmen.

Die Einhandschleife

(oder „Den Nippel durch die Lasche ziehen")

Während meines 1. Klinikaufenthaltes gab es einen hohen Personalschlüssel, so dass ich zunächst täglich von 2x2 Kg-Therapeuten betreut werden konnte.

Meike und Olga transportierten mich per Rollstuhl in den großen Kg-Raum.
Sie beförderten mich auf eine der ca. 20 Bobath-Bänke.

Dort zeigten sie mir die Einhandschleife.
Ich war begeistert darüber, dass ich sie schaffte.
Der Schuh war zu, auch ohne Klettverschluß!

Allerdings wurde mir auch deutlich, dass für Erfolgserlebnisse sogar Einhandschleifen reichen mußten.

Alles, was ich mal konnte, war
„über den Haufen geschmissen."
Ich mußte mich mit dem Start des Krankheitsbildes vom Anfangsstadium der Lähmung vergleichen!

Die Schleife hatte etwas Besonderes.
Ich konnte etwas, was vielen Menschen neu war und sie machte mich unabhängig von Klettbändern.
Meine Fußpflegerin gab das Lernen auf und sagte mit freundlichen Worten zu mir:
"Schließen Sie den Schuh, denn das können Sie doch viel besser!"

Lediglich Anne und Irene, meine Kgs in Lüneburg konnten sie.
Sie kamen nicht aus der Übung, denn nach der Therapie halfen sie beim Ankleiden.

Irene liebte es, die Einhandschleife mit 2 Händen zu binden.

Der Marilyn Monroe-Hüftschwung

Es war während der Kg in Lüneburg.
Anne bat mich zu gehen. Anschließend führte sie mir mein
Gangbild vor und meinte, ich hätte den Marylin Monroe-Hüftschwung.
Meine linke gelähmte Hüfte hatte nicht genug Muskelkraft und schlackerte beim Gehen nach links aus.
Das Ganze sah wohl sexy aus, aber momentan bekam man mich nur mit einem einseitigen Hüftschwung.

Abenteuerland

Neues Jahr = Neuer Schwung.
Ich machte endlich wieder Kg-Hausaufgaben.
Ich überspielte für meine Freundin Hana verschiedene Musiktitel von der CD auf MC.

U.a. auch Abenteuerland von PUR.

Ich ging dazu im Zimmer auf und ab, wie ein Häftling in der Zelle.
Dabei beachtete ich alle neu erlernten Kommandos der Krankengymnastin.
„Po straff, Bauch einziehen, Schulter entspannen, aufrecht halten!" usw.
Mein Training sollte endlich wirken. Ich hatte von mir selber die Nase voll.
2 ½ Jahre, und ich benutzte immer noch den Elektrorollstuhl für lange Wege.

Der Übergang vom kurzen Weg zu Längeren ohne Hilfsmittel
wurde mir zu langwierig, und ich wurde ungeduldig.

Mein Ziel wurde wieder verstärkt angestrebt. Um es zu erreichen, verschärfte ich mein Training. Dazu verhalf mir u.a. Abenteuerland.
Heute schaffte ich das Gehen drei Titel lang. Dabei kam ich richtig ins Schwitzen, aber ich dachte nebenbei immer an die Reduzierung des Weihnachtsspecks und an Bewegung, so hatte ich gleich „Drei Fliegen mit einer Klappe" geschlagen.
Morgen würde ich bestimmt Muskelkater haben, aber meine Stimmung besserte sich.

Weihnachten

Es war schon das vierte Mal Weihnachten nach der Thrombose und ich machte es zum Zeitplan und Anhaltspunkt für meine Fortschritte.
Meinen Zeitplan konnte ich nicht einhalten, im Gegenteil. Ich wollte Weihnachten 1997 schon eigenständig gehen können
(eben mal um die Ecke zum Bäcker).
Ich konnte erst einige Meter freihändig gehen.
Oh, kam jetzt ein langes Jahr. Zeitweise dachte ich, die Fortschritte lassen mich im Stich, ich wollte schon resignieren.
Zum Glück hatte ich vor lauter Planung keine Zeit dazu.

Manche Leser sagen vielleicht...

jetzt war ja alles o.k.: Die hatte doch viel erreicht, das meiste lief doch jetzt wie am Schnürchen, oder hat die das gut, sitzt im Rollstuhl und läßt sich bequem durch die Gegend fahren, oder sie hat alles, was man zum Leben braucht.
Ich wünsche niemanden eine solche Krankheit. Ich habe andere Leute gesehen, die nach solch einer Krankheit gestorben sind bzw. deren Krankheit anders verlief.
Einige von ihnen sind heute Pflegefälle.
Sie werden von der Umwelt ignoriert oder von den Angehörigen versteckt oder verleumdet.

Zum Glück sind nicht alle Mitmenschen so, und es besteht heute die Möglichkeit ins „normale" Leben zurückzukehren.

Der Verlauf meiner Krankheit war so günstig, dass ich manchmal selber fragte:

„Warum bin ich überhaupt erkrankt?"

Sicherlich um zu zeigen, dass kompetente Ärzte, Früh-Reha, eine gute Krankenversicherung, Freunde, Familie und Therapeuten und nicht zu vergessen ein positiv eingestellter Patient, an einer Entwicklung teilhaben können, um diese positiv zu beeinflussen.

Ich selber hatte ja nie daran gedacht, die Intensivstation jemals verlassen zu können. Die Angst, die ich damals noch hatte, ließ ein Denken in andere Richtungen überhaupt nicht zu.

Heute ist für mich vieles selbstverständlich und normal.

Ich hab mein Leben total geändert; das half mir wiederum, eine andere, unkompliziertere Einstellung zum Leben zu bekommen.

Um diese Aussage verständlicher zu machen, versuche ich, es am einem Beispiel zu erläutern:

Es bereitete mir Unbehagen mich in der Öffentlichkeit körperbehindert zu zeigen. Ich spürte dabei eine Erniedrigung meiner Person, besonders wenn ich Personen aus meiner Vergangenheit traf. Ich sagte zu mir: „Verstecken ist die schlechteste Möglichkeit dieses Gefühl zu überwinden."

Leichter wäre es für den/die Betroffene/n, als gehörte sie/er/es ganz selbstverständlich „dazu". Sonst entsteht ja eine Doppelbestrafung, denn es ist ja die sichtbare Beeinträchtigung zu bewältigen und zusätzlich wäre noch die Arroganz der „Normalen" zu ertragen.

Kindern sollte kein Unterschied zwischen „Normalen" und Behinderten beigebracht werden, sondern schon in der Krippe gelehrt werden, Behinderung gleichwertig zu betrachten und zu behandeln.

Behinderung ist nicht negativ, nur anders!

Ich erzählte meiner ehemaligen Arbeitskollegin und gleichzeitig näheren Bekannten, die ich auf der Straße traf, und meiner Sprachheilpädagogin Annette, von meinem „lügendetektorempfinden".
Annette berichte ich auch, dass dieses Gefühl von selbst verschwunden sei.
Ich teste mich selbst:
In den letzten zwei Wochen hatte ich drei Kontakte mit Leuten, die mich von früher kannten, und mich ansprachen. Ich war froh, denn ich merkte, dass mein ungutes Gefühl verschwunden war, und dass ich anderen über meinen damaligen Zustand berichten konnte. Die Anderen machten den 1. Schritt.
Ich denk, das es war so schnell möglich weil, ich mich nicht versteckte.

Monte Carlo

Eben sah ich eine Trapeznummer vom Internationalen Zirkus-Festival in Monte-Carlo im Fernsehen. Ich mochte diese Art Nummern nur ungern ansehen, denn sie sind mir zu gefährlich und ich mußte dabei immer heulen, es reizte so sehr, es war mir zu anstrengend.
Nach dem Heulen war ich dann so fertig und geschafft. Aus meiner Erfahrung kannte ich meine Reaktion und

schalte den Fernseher lieber um und sah ein anderes Programm.

Damals sah ich mir das Spektakel zu Ende an und was passierte?

Prompt landete die Springerin nicht bei dem Fänger, sondern stürzte ab, zum Glück war da ein Netz, das sie auffing.

Komischerweise mußte ich erst dann heulen.

Es erinnerte mich auch daran, wie schwer es war, wieder zu gehen. Das Gleichgewicht zu halten, ohne hinzufallen.

Selbsttherapie

2 ½ Jahre später

Bei meiner Selbststudie stellte ich fest, dass Rührung ein Reizauslöser fürs Weinen war.

Mit dem Jahresbeginn änderte sich so manches.

Das Wichtigste war, was ich nie glaubte :

Ich konnte ohne Hilfsmittel gehen.

Zunächst waren es nur wenige Schritte in der Wohnung. Für später nahm ich mir vor, so oft es ging in der Öffentlichkeit und draußen zu gehen. Meine Tochter war aus Sicherheitsgründen immer dabei.

Da ich jetzt einen Elektrorollstuhl hatte, war ich viel flexibler. Das Leben machte tatsächlich wieder Spaß! Jeden Tag erlebte ich neue Fortschritte. Mein neues Ziel war deshalb auch in greifbare Nähe gerückt. Manchmal erwischte mich meine Überschwenglichkeit, ich brauchte dann nur an die Therapien zu denken. Ich verglich dann immer Können und Nichtkönnen miteinander und schon war ich wieder „auf dem Teppich". Mein großes Ziel war und ist es immer geblieben:
So zu werden, höchstens mit kleinen Abstrichen, wie vor der Lähmung.
Bis dahin hatte ich noch einiges zu tun, wenn ich es überhaupt schaffen würde.
Was soll das Trübsal blasen? Ich wollte es jedenfalls üben, solange es Möglichkeiten dazu gab.

Üben, üben, üben

Fast alles mußte ich neu erlernen.

Sprechen, schreiben, gehen. Zum Glück war das Hörvermögen nicht beeinträchtigt. Die Seheinschränkung konnte ich nicht direkt beeinflussen, nur mit einer Brille etwas lindern.
Zunächst konnte der Augenarzt Gläser zum schärferen Sehen verschreiben. Das half etwas, weil ich aber mit Doppelbildern klar kommen mußte, wartete ich ca. ½ Jahr auf Besserung, bevor Prismengläser angepaßt werden konnten.

Aber mit Gleichgewichtsproblemen (Schwankend, wie Betrunkene) hatte ich weiterhin zu tun.
(Ein Freund sagte, "Dann bist Du ja immer kostenlos dun.")
Allein in und für Therapien zu üben reichte nicht aus. Sie bestanden aus:
tägl. Krankengymnastik, wöchentlicher Sprachheil-Ergo-, Reit-, Schwimm-, Psycho- und zwei Gruppentherapien; so wie Gymnastik in der Reha-Sport–Gruppe.
Hinzu kamen noch Arzttermine, Behördengänge, Besuche, Einkäufe und Hausarbeiten.

Meine größte Aufgabe war aber der Umgang in Sozialkontakten.
Ich mußte Gefühle zeigen. Nur dadurch entstand genügend Kraft für Erfolgserlebnisse und die stärkten mein Selbstbewußtsein.
Ich wurde direkt mit den Problemen konfrontiert und lernte mit ihnen umzugehen.

Über eine sehr lange Zeit hatte ich das Problem, meine Gefühlsregungen (am tragischsten in der Öffentlichkeit) durch Weinen zu zeigen (siehe z.B. Geschichte Lügendetektor, oder Alltag).
Paradoxer Weise spürte ich durch den Gefühlsausbruch Erfolge. Ich war aber erschrocken über den langen, andauernden Weg.
Nur durch stetigen Zuspruch und Anerkennung wurden Depressionen größtenteils ferngehalten und mein Selbstbewußtsein so gestärkt, dass ich diesen schwierigen Weg überhaupt schaffte.

Ich hatte Glück, denn ich lebte in einer Stadt, in der die Menschen größtenteils sehr rücksichtsvoll und hilfsbereit waren, und das erleichterte mir das Leben erheblich.

Ich ließ ihre Hilfe zu und achte damit auch deren Gefühle, denn sie freuen sich, denn sie hatten nicht umsonst gefragt und eine „Gute Tat getan".

Kaffeeklatsch

Connys Helferin holte mich mit dem Wagen zum Sonntag-Nachmittag-Kaffee.
Wir klönten und gaggerten über Stunden.

Conny erlitt 34-jährig ebenfalls einen Schlaganfall.
Wir hatten einen ähnlichen Werdegang, und so konnten wir immer reichlich Erfahrungen austauschen.
Letztendlich stellten wir einhellig fest:

Anstrengung und zeitweilige Entbehrung lohnt, denn jetzt können wir, trotz offensichtlicher Behinderung, wieder **befreit lachen**.

Freiheit hat bewegende Kräfte,
nur Freiheit macht glücklich !
7.+.2.=9 99 =   **999** = Dreieinigkeit von
  9   9   9
Körper - **Geis**t - **Seele**

Anhang

Medizinisch, fachärztliche Diagnose

SEGEBERGER KLINIKEN GMBH POSTFACH 1444
- 23784 BAD SEGEBERG

Fachklinik für

- ☐ Herz- Kreislauf- und Gefäßerkrankungen
- ☐ Herzchirurgie
- ☐ Neurologie
- ☐ Psychosomatische Medizin
- ☐ Rehabilitation

Patientenaufnahme
Telefon 04551 /802-227

Ihre Bitte um Unterstützung bei der literarischen Aufarbeitung Ihrer Krankheitsgeschichte

Ich freue mich, Ihnen die nötigen fachlichen Details für Ihr Vorhaben senden zu können. Ich werde zunächst - bewußt mit Verwendung der entsprechenden Fachbegriffe - Ihr Krankheitsbild, die Symptomatik und den in Ihrem Falle erfreulichen Verlauf darstellen, um dann im Anschluß stichwortartig die verwendeten Fachbegriffe zu erklären.

Bei Ihnen war es am 13.08.95 zu einer Basilaristhrombose mit Ausbildung von plötzlicher Bewusstseinsstörung, konjugierter Blickparese, schwerer bulbärdysarthrischer Sprech- und Schluckstörung sowie schwerer links betonter spastischer Tetraparese gekommen. Im CCT warf die Darstellung einer Arteria basilaris mit angehobener Dichte ("dens artery sign") den hochgradigen Verdacht auf eine Basilaristhrombose auf, welche angiographisch bestätigt werden konnte. Notfallmäßig erfolgte in der Universitätsklinik eine intra-arterielle Fibrinolyse. In einer Pan-Angiographie konnte die Durchgängigkeit der Arteria basilaris gesichert werden. In computertomographischen Kontrollen zeigte sich ein zunehmend besser demarkierter rechtsseitiger Pons- und Kleinhirninfarkt. Am 24.08.95 wurden Sie zunächst auf der Frührehabilitationsstation der SEGEBERGER KLINIKEN aufgenommen, wurden dann vom 10.11.95 - 14.04.96 im Rahmen einer postprimären neurologischen Rehabilitationsbehandlung und vom 17.04. - 10.07.96 im Rahmen einer stationären neurologischen Rehabilitationsbehandlung weiterbehandelt. Eine Wiederholungsbehandlung erfolgte vom 15.09. - 14.10.98. Aufgrund der Schluckstörung waren initial die Anlage eines Tracheostomas sowie einer PEG erforderlich, die Urinableitung mußte über suprapubischen Blasenkatheter (SPK) erfolgen Therapeutisch in unserem Hause eingesetzt wurden regelmäßige krankengymnastische Übungsbehandlungen in Einzeltherapie, ergotherapeutische Behandlungen mit Anziehtraining, Waschtraining, Eßtherapie, Küchentraining, Citytraining sowie Hippotherapie, intensive logopädische Betreuung mit Sprech- und Schlucktraining (inkl. facio-oraler Therapie = FOT) sowie physikalische Maßnahmen. Im Zuge der Verbesserung der Schluckfunktionen konnte die Ernährung zunehmend oral erfolgen, Tracheostoma und PEG wurden entfernt. Ebenso gelang zunehmend wieder die Harnkontinenz, der SPK konnte ebenfalls entfernt werden. Zur Verbesserung der Mobilität waren Sie initial auf die Verordnung eines Elektrorollstuhls angewiesen, zuletzt gelang der freie Gang mit Valenser-Schiene am linken Bein. Der weitere Krankheitsverlauf ist Ihnen bestens vertraut. An objektivierbaren Befunden fand sich zuletzt noch eine konjugierte horizontale Blickparese, eine leichte dysarthrische Sprechstörung, eine links und armbetonte spastische Tetraparese sowie eine spastisch-ataktische Gangstörung.

Es folgt die Auflistung der verwendeten Fachtermini:

Basilaristhrombose: Die Hirndurchblutung wird durch jeweils zwei vordere (Arteriae carotides communes [Einzahl: Ärteria carotis connnunisj) und zwei hintere (Ärtefiae vertebrales Einzahl: Artefia vertebralis]) Gefäße gewährleistet. Die Arteria carotis comrnunis einer Halsseite zweigt sich im Verlauf in die Arteria carotis interna (welche primär zur Versorgung der gleichseitigen Großhirnhemisphäre verantwortlich ist) und eine Artefia carotis externa auf, welche im wesentlichen die Gesichtsmuskulatur mit Blut versorgt. Die Arteriae vertebrales von beiden Seiten vereinigen sich im Verlauf zur Arteria basilaris. Von hier findet die Blutversorgung für Kleinhirn, Mittelhirn und Hirnstamm statt. Da die Arteria basilaris nur sehr selten in einen arteriosklerotischen Gefäßprozeß eingebunden ist, entstehen Einengungen (= Stenosen) oder Verschlüsse in der Regel thrombotisch-embolisch, also durch Einspülung von Blutkoageln (= Thromben), welche sich irgendwo im Körper gebildet haben, in das Gefäßgebiet.

Kleinhirn: Hirnanteil in der hinteren Schädelgrube, aufgeteilt in zwei Kleinhhirnhemisphären, verbunden durch den Kleinhirnwurm in der Mittellinie. Das Kleinhirn ist ein wichtiges Organ zur Steuerung von

Gleichgewicht, geordneten Zielbewegungen, regelrechter Artikulation und gleitenden Augenbewegungen. Eine Störung zeigt sich durch eine Beeinträchtigung des Gleichgewichts, ausfahrende Zielbewegungen (= Ataxie) mit dadurch bedingtem breitbeinig-unsicherem Gangbild, einer Dysarthrie (Sprechstörung), eher schlaffer Muskelspannung (= Tonus) und ruckartigen Augenbewegungen (= Nystagmus).

Hirnstamm: Hirnanteil, welcher unterhalb der Großhirnhälften liegt, durch den alle wichtigen Bahnsysteme von der Hirnrinde und den tiefer gelegenen Hirnzentren hin zu den Erfolgsorganen im Körper ziehen. Eine Störung in diesem Bereich kann daher eine Lähmung an allen vier Extremitäten (= Arme + Beine = Tetraparese/-plegie) mit erhöhter Muskelspannung (= Spastik) bedingen. Von besonderer Bedeutung sind auch die Zentren für Wachheit und Kreislauffunktionen (Atmung, Puls, Blutdruck, Körpertemperatur), welche in dieser Hirnregion liegen.

Mittelhirn/Pons: Oberhalb des Hirnstamms gelegene Hirnstruktur, welche sich genau zwischen den beiden Hirnhälften befindet. Von besonderer Bedeutung sind die hier gelegenen Kerne der Augenmuskelnerven und ihre Verschaltungsbahnen, weshalb es bei Störungen in diesem Gebiet zu einer konjugierten (= durch Fehlkoordination beider Augen miteinander bedingt) Blickparese kommen kann, entweder horizontal und/oder vertikal, sich also entweder beim Seitblick oder beim Aufwärtsblick - bzw. Abwärtsblick bemerkbar macht. Auch komplexere konjugierte Blickparesen finden ihre Störung in diesem Bereich. Begriffe, die hier hineingehören, sind z.B. die internukleäre Blickparese

(INOP) und das Eineinhalb-Syndrom, deren Erklärung den Rahmen dieser Ausführungen sprengen würde.

CCT: Cranielle (= des Kopfes) Computertomographie. Schichtbilddarstellung der Kopf- und Gehirnstrukturen mittels Röntgenstrahlen.

Angiographie: Darstellung der Blutgefäße im Röntgenbild durch Einspritzen von Kontrastmittel.

Intra-arterielle Fibrinolyse: Einspritzen von Substanzen in die betreffende Arterie, welche Blutkoagel (-- Thromben) auflösen können.

Tracheostoma: Beatmungstubus (= Rohr, welches durch einen kurzen Einschnitt in den vorderen Hals direkt in die Luftröhre gelegt wird). Dies hört sich recht dramatisch an, die Anlage eines solchen Tracheostomas ist jedoch ein sehr sicheres Verfahren, da man sich dabei gut an den anatomischen Strukturen der Schildknorpel orientieren kann und sich keine wichtigen Strukturen in dieser Region befinden. In jedem Falle ist ein Tracheostoma lebensrettend, da nur so in vielen Fällen eine ausreichende mittelfristige Versorgung mit Luft und Sauerstoff gelingen kann.

SPK: Steht für suprapubischer Blasenkatheter. Gemeint ist, daß oberhalb (= supra) vom Schambein (= Os pubis) ein Katheter durch die Bauchdecke in die Blase gelegt wird zur Urinableitung.
Auch dies ist ein harmloser, ungefährlicher Eingriff, da sich in dieser Region lediglich die Blase unterhalb der Bauchdecke befindet und sich zudem auch gut sonographisch darstellen läßt.

PEG: Steht für perkutane endoskopische Gastrostomie. Gemeint ist, daß unterhalb des Zwerchfells eine Ernährungssonde durch die Bauchdecke (perkutan) in den Magen (= gastro) gelegt wird. Auch dies ist ein sicheres Verfahren, da es unter Sichtkontrolle mittels gleichzeitiger Magenspiegelung
(= Gastroskopie) stattfinden kann.

Dr. M. Kutzner
Chefarzt
Arzt f. Neurologie und
Psychiatrie

Dr. Gehring
Oberarzt
Facharzt für Neurologie

Wie ein Schlaganfall entsteht

Eine Mangeldurchblutung des Gehirns ist bei weitem die häufigste Ursache eines Schlaganfalles. Sie kann auf verschiedenen Wegen zustande kommen:

▶ durch eine Thrombose:
Dabei verschließt sich eine Arterie durch einen Blutpfropf, einen Thrombus, der sich in einem größeren oder kleineren Blutgefäß des Gehirns gebildet hat. Solche Gefäßverschlüsse entstehen meist nicht in gesunden Hirngefäßen, sondern in solchen, deren Wand durch eine Arteriosklerose, das heißt durch Kalk- und Fettablagerungen, bereits geschädigt ist;

▶ durch eine Embolie:
Ausgangspunkt sind Blutgerinnsel, die sich im Herzen oder in den großen zum Gehirn führenden Gefäßen, z.B. der Halsschlagader, gebildet haben. Von einem solchen Blutgerinnsel können sich Teile lösen, die durch den Blutstrom in das Gehirn gelangen und dort ein wichtiges Blutgefäß verschließen.

Durch das Platzen eines Blutgefäßes entstehen etwa 15 Prozent der Schlaganfälle. Dabei ergießt sich Blut in das Hirngewebe.

Einer Hirnblutung geht meist schon viele Jahre lang ein erhöhter Blutdruck voraus, der kleinere Hirngefäße geschädigt und brüchig gemacht hat.

▶ durch Gefäßfehlbildungen:
Auf diese Weise kommen etwa fünf Prozent der Schlaganfälle zustande. Am häufigsten ist die sogenannte Subarachnoidalblutung, bei der eine angeborene Aussackung eines Gefäßes platzt, wodurch ein großer Teil des Blutes unter die Hirnhaut gerät.

Sehr heftige Kopfschmerzen sind ein typisches Anzeichen für eine Subarachnoidalblutung.

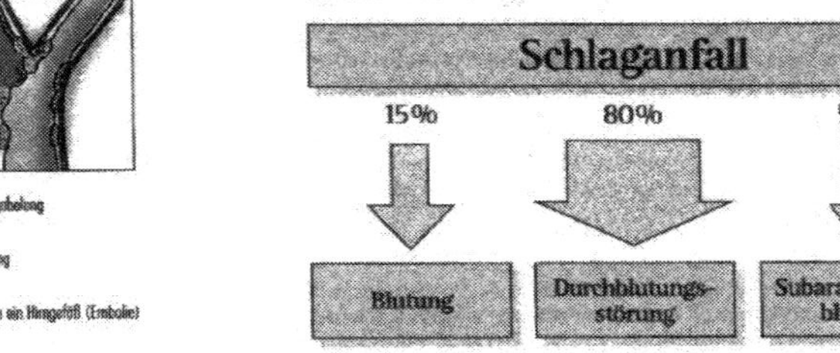

Quelle: Deutsch-Schlaganfall-Hilfe

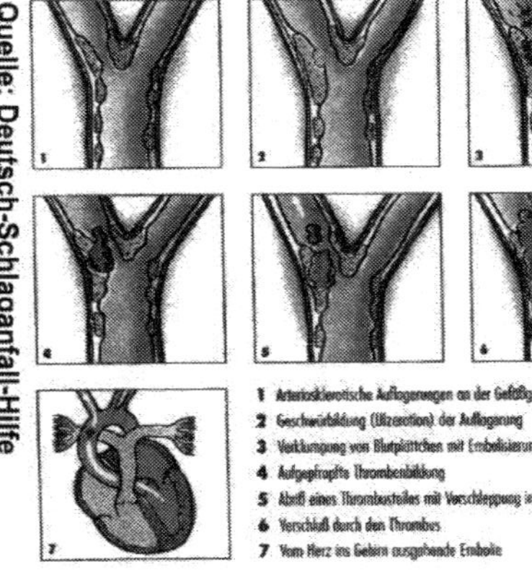

179

Vorbeugemaßnahmen (kann vom Leser ergänzt werden)

Rauchentzug

Fettarme, vitaminreiche Nahrungszufuhr

Streßarmut

Bewegung

Optimismus

Entspannung

Harmonie

Hilfsmittel bei Halbseitenlähmung

(Auszüge)

Inkontinenz-Hilfen

Anti-Rutschfolie

Haltegriffe

Einhand-Brett
Sonstige Küchen,- Eß und Trinkhilfen,

Anziehhilfen

Reißverschlußhilfe

Turnmatte und Sitzball

Badewannenlift
Anti-Rutsch-Matte für Duschen oder Badewannen

Schuhband aus Gummi oder
Erlernen der Einhandschleife
(macht unabhängig vom Klettband)

Gehhilfe nach Grad der Behinderung:
Rollstuhl
Krücken
Vierfußstock oder
Normalstock nach Bedarf mit oder ohne ergonomischem
Griff

Angepaßter Kompressionsstrumpf oder -handschuh

Redressionsgarmasche für Schuhe

Valenser-Schiene mit oder
ohne angefertigtem Schuh

Fußsack für Rolly oder

wasserdichte Thermo-Hose

Regenbekleidung

Gesundheits-Therapie-Dreirad

Rezepte für Krankengymnastik, Bewegungsbad und
Sprachheilkunde mit dem jeweiligem Zusatz
„ auf neurophysiologischer Basis"

Verordnung für Hippotherapie